Alles bio oder was?

Hans-Ulrich Grimm

Alles bio oder was?

Der schöne Traum vom natürlichen Essen

 S. Hirzel Verlag Stuttgart – Leipzig 2002

Ein Markenzeichen kann warenrechtlich geschützt sein,

auch wenn ein Hinweis auf etwa bestehende

Schutzrechte fehlt.

Die Deutsche Bibliothek – CIP-Einheitsaufnahme

Grimm, Hans-Ulrich:

Alles bio oder was? : der schöne Traum vom natürlichen

Essen / Hans-Ulrich Grimm. – Stuttgart ;

Leipzig : Hirzel, 2002

ISBN 3-7776-1170-0

Völlig neu bearbeitete, aktualisierte und ergänzte

Ausgabe des 1999 erschienenen Werks „Der Bio-Bluff"

© 2002 S. Hirzel Verlag

Birkenwaldstraße 44, 70191 Stuttgart

Printed in Germany

Einbandgestaltung: de'blik, Berlin

Satz: Steffen Hahn GmbH, Medienservice, Kornwestheim

Druck: Gulde Druck GmbH, Tübingen

Inhalt

1.

Mondphase sowieso

Die Vorzüge der Naturkost

Ratten würden Öko kaufen / Ist Naturkost wirklich gesünder? / Wie ein Wiener Professor nach dem Licht im Steak sucht / Demeter: Mit wundersamen Methoden zu mehr Geschmack / Öko in Massen: Wie gut ist die glückliche Möhre aus dem Supermarkt?

Hübsch sieht sie aus, die Ratte, mit ihrem weißen Fell und dem schwarzen Kopf. Sie ist sehr sensibel, zurückhaltend, vor allem beim Essen. Sie schnuppert erst, probiert einen Bissen, wartet ab, wie es wirkt. „Die Ratte achtet sehr darauf, ob ihr das Essen gut tut und ob es für sie gesund ist", sagt Alberta Velimirov. Sie ist Wissenschaftlerin am Wiener Ludwig-Boltzmann-Institut für ökologischen Landbau. Und sie untersucht, ob Ratten lieber Öko-Futter mögen oder das konventionelle, mit Kunstdünger und Gift erzeugte.

Manchmal hat die Zoologin Velimirov ein schlechtes Gefühl, wenn sie die Ratten in ihre Käfige sperrt. Andererseits sagt sie sich, dass es ihnen dabei relativ gut geht („Sie müssen ja nur fressen und sich vermehren"). Zudem wurden sie speziell gezüchtet für die wissenschaftliche Forschung, was, bei aller Tierliebe, die Lebensmöglichkeiten doch einschränkt: „Was ist denn artgerechte Haltung bei einer Laborratte? Die könnte sich ja gegen eine Kanalratte in Freiheit gar nicht durchsetzen."

Die Laborratten vom Typ Long-Evans haben standardisierte Eigenschaften – und werden bei den Futterwahlversuchen eingesetzt, um die Ergebnisse wissenschaftlich unangreifbar zu machen. Und die Ergebnisse sind erstaunlich: Die Ratten bevorzugen, wenn sie frei wählen dürfen, grundsätzlich die Bio-Kost. Bei Möhren, bei Äpfeln, bei Rüben. Selbst wenn die Tröge mit Ökofutter und dem konventionellen vertauscht werden, merken die Tiere das und wenden sich wieder der Naturkost zu. Und nicht nur Ratten würden, wenn sie könnten, Bio kaufen – auch Hühner und Kaninchen. Das jedenfalls ergaben weitere Studien am Boltzmann-Institut.

Das Labor im Wiener Außenbezirk Simmering ist ein ganz normales Labor, mit Glaskolben, Reagenzgläsern, Pipetten, mit Fläschchen voll Salzsäure, Schwefelsäure, Salpetersäure, mit empfindlichen Waagen und, natürlich, Computern. Die Natur findet nur statt in Gestalt von üppig wuchernden Zimmerpflanzen in einem Büro und einer Fototapete, Motiv Wald, im Gang neben dem Giftschrank.

Das Institut ist eine renommierte Adresse. Es gehört zur österreichischen Ludwig-Boltzmann-Gesellschaft, die Spitzenforschung fördert, vergleichbar der deutschen Max-Planck-Gesellschaft mit ihren Instituten. Die wissenschaftlichen Methoden sind entsprechend solide, die Ziele klar formuliert: „Wir versuchen, reproduzierbare Tatsachen festzustellen", sagt Professor Ludwig Maurer, der Institutsleiter.

Beispielsweise bei den Lebensmitteln aus ökologischer und konventioneller Landwirtschaft. „Bisher hat man gesagt: Es gibt keinen Unterschied. Wir haben Unterschiede festgestellt", sagt Instituts-Chef Maurer.

Dabei sind die Erzeugnisse hinsichtlich Nährwert, Vitaminen, Mineralstoffen, also den üblichen ernährungswissenschaftlichen Kriterien, zumeist identisch. Was sich auch deckt mit anderen Analysen: So kam schon 1995 eine Studie des Berliner Bundesinstituts für gesundheitlichen Verbraucherschutz und Veterinärmedizin (BgVV) nach Auswertung von 150 wissenschaftlichen Untersuchungen zu dem Schluss, dass bei den Inhaltsstoffen, die den ernährungsphysiologischen Wert „bestimmen, keine wesentlichen Unterschiede" zwischen Öko-Produkten und denen aus konventioneller Erzeugung bestünden.

Dennoch nahmen die Versuchsviecher einen Unterschied wahr – und bevorzugten das Öko-Angebot.

Das ist eigentlich vollkommen unerklärlich, mit den gebräuchlichen biochemischen Methoden.

Es könnte am Geschmack liegen, denn schließlich bevorzugen auch die Feinschmecker unter den Menschen immer häufiger Bio-Kost, wegen des höheren Genusswerts. Vielleicht ist Öko auch gesünder (siehe Kapitel 5). Die Versuchstiere jedenfalls greifen instinktiv zum Bio-Menü, weil es für sie gesünder ist.

Das haben die Wiener Forscher wissenschaftlich nachgewiesen, in Versuchen, bei denen eine Gruppe von Tieren Naturkost bekam, die andere konventionelles Futter.

Dabei fanden sie heraus, dass jene Ratten, die Biofutter fraßen, weniger Totgeburten hatten: Nur drei Prozent gegenüber acht Prozent bei denen, die konventionelles Futter bekamen. Bei Kaninchen hatte die Bio-Gruppe nur 13,6 Prozent Totgeburten, 32,4 Prozent die andere. Zudem waren die Naturköstler fruchtbarer. Und Hühner, die Bio picken durften, legten größere Eier, die auch noch mehr Dotter hatten.

Verständlich, dass auch die Hühner, die konventionelles Futter bekamen, nach dem Ende des Eierlegeversuchs, als sie zwischen Öko und Konventionell wählen durften, nach und nach auf Bio umstellten. Am ersten Tag nahmen sie noch mehr vom Gewohnten, am siebten Tage schließlich waren sie fast vollständig auf Naturkost umgeschwenkt.

Irgendeinen Qualitätsunterschied, jenseits der bekannten chemischen Kriterien, muss es also geben, zumal wenn die gesundheitlichen Folgen so gravierend sind.

Neuerdings mehren sich Hinweise, dass der Unterschied nicht in den materiellen Bestandteilen liegt, sondern – im Lichtgehalt der Lebensmittel, dem gespeicherten Sonnenlicht in den Zellen von Pflanzen und Lebewesen. Das klingt ein bisschen esoterisch, nach Aura und Astralleib, jedenfalls für skeptische Laien. Mittlerweile wird allerdings weltweit daran geforscht, auch bei großen Food-Konzernen, und mit staatlichen Millionenzuschüssen, in Japan und neuerdings auch in Deutschland. Von Esoterik spricht kaum noch jemand. „Was soll da esoterisch oder spekulativ sein?", fragt auch Professor Herbert Klima. „Das kann man messen. Das kann jeder nachvollziehen." Professor Klima ist nun gar kein Psi-Apostel, sondern Wissenschaftler am Wiener Atominstitut. Und er erforscht eben diese Lichtgehalte in Lebensmitteln.

Das Atominstitut betreibt Kernforschung, davon zeugen Geigerzähler und Warnleuchten auf den Fluren („Reaktor in Betrieb"), es wendet sich neuerdings auch zukunftsträchtigeren Feldern zu, wie der Biophotonik, der Wissenschaft vom Licht in lebenden Organismen. Professor Klima ist Wiener. Er hat nachgewiesen, sogar vor laufenden Kameras des Österreichischen Fernsehens ORF, dass Bio-Rindfleisch anders leuchtet und damit auch besser ist als das normale vom Supermarkt.

Professor Klima kommt vom Strahlenschutz („Alpha-, Beta-, Gammastrahlen") und kennt sich daher aus mit physikalischen Phänomenen, die nicht auf den ersten Blick zu erkennen sind – etwa das Licht im Fleisch, die so genannten „Biophotonen". Biophotonen: das sind Lichtstrahlen zwischen Ultraviolett und Infrarot, also zwischen 200 und 800 Nanometern Wellenlänge, deren Intensität unvorstellbar gering ist – nur wenige Quanten pro Sekunde und Quadratzentimeter. Eine Taschenlampe strahlt 100 000 Billionen Mal heller. Messbar sind sie mit hoch empfindlichen Geräten, die noch geringste Lichtmengen erfassen, vergleichbar dem Schein einer Kerze in 20 Kilometern Entfernung.

Diese Biophotonen sind womöglich wichtig bei der Steuerung der Körpervorgänge, was bisher von den zuständigen Wissenschaftsdisziplinen zumeist außer Acht gelassen wurde. „In der Medizin und der Biochemie wird vor allem die Substanz untersucht, die Wechselwirkung hingegen selten", sagt Physiker Klima. Demnächst werden Karotten überprüft; die Ergebnisse stehen noch aus.

Wenn also die Naturkost gewissermaßen besser zur Regulation von Körpervorgängen beiträgt, dann könnte dies auch erklären, weshalb die Öko-Fraktion unter den Versuchstieren des Boltzmann-Instituts in vielerlei Hinsicht gesünder war.

Doch was ist wirklich Öko? Das Angebot ist verwirrend. Vieles ist auf dem Markt, was sich natürlich gibt, als umweltfreundlich verkauft wird, irgendwie nach bio aussieht. Immerhin: Es gibt gesetzliche Vorschriften der Europäischen Union, die gewissermaßen das Minimum an Standards setzen, die für echte Bio-Ware gelten. Und es gibt zudem die Vorschriften der Bio-Verbände, die über die Minimal-Standards hinaus noch strengere Normen setzen.

Als Grundsatz gilt: Bio-Produkte werden ohne chemisches Gift und Kunstdünger erzeugt. Viel ist es nicht, was solchermaßen als echte Naturkost gelten kann: Nur drei Prozent des deutschen Lebensmittel-angebots sind bio nach den Vorschriften der EU oder den Öko-Verbänden. 97 Prozent stammen aus herkömmlicher, „konventioneller" Produktion mit chemischen Giften und Kunstdünger.

Wenn Lebensmittel sich, wie Arzneimittel, erst in Tierversuchen wie den Wiener Futterwahluntersuchungen bewähren müssten, dann müssten also 97 Prozent des Angebots aus Läden und Supermärkten verschwinden, übrig blieben nur wenige Regale mit Naturkost.

Das könnte sich rapide ändern, wenn die großen Supermarktketten mehr Öko-Waren verkaufen würden. Schließlich verkaufen die zehn größten Handelsketten Deutschlands, Rewe, Karstadt, Metro und andere, über 80 Prozent der Lebensmittel in Deutschland.

Darauf zielen die Brüder von Löbbecke von der Firma Bergquell Naturhöfe. „Bergquell Naturhöfe", das ist Bio-Business in einer neuen Dimension. Mit größtmöglicher Professionalität bei der Vermarktung, bei Werbung und Vertrieb. Bergquell beliefert ausschließlich Super-märkte mit Obst und Gemüse aus biologischem Anbau. Ihr Slogan: „Bio goes Lifestyle."

„Wir wollen das Image ein bisschen wegkriegen aus der links-alterna-tiven Ecke. Das ist ein Verkaufshemmnis. Öko-Lebensmittel sind Pre-miumprodukte, die für Lifestyle, Wellness und den modernen Genuss stehen", sagt Nicolaus von Löbbecke. Die Brüder von Löbbecke betreiben modernes Bio-Business. Streng nach Öko-Regeln, aber so professionell, dass es für Kritiker nicht mehr viel gemein hat mit ursprünglichen Bio-Idealen. Weil die Brüder von Löbbecke die Marketing-Prosa so gut beherrschen, haben sie 1999 den „PR-Oscar für exzellente Öffentlichkeitsarbeit" bekommen von der Deutschen Public Relations Gesellschaft. 1200 redaktionelle Presseberichte gab es in einem Jahr, 300 Radiosendungen und 100 Fernsehberichte. Zum PR-Konzept gehört auch „die Vermarktung der Personality der beiden Vorstände Nicolaus und Konstantin von Löbbecke", schreibt das Fachblatt PR-*magazin*.

Die Herren von Löbbecke entstammen einer alten Familie, deren Stammbaum bis ins 13. Jahrhundert zurückreicht. Ursprünglich waren sie Kaufleute und Bankiers, später Industrielle, besaßen aber auch umfangreiche Ländereien. Ihren Stammsitz, ein ehemaliges Rittergut der Herren von Dorstadt, erwarben sie 1810. Heute noch wohnt die Familie in dem ockergelben Schloss in der Nähe von Wolfenbüttel. Im ehemaligen Verwaltungsflügel logiert die Bergquell Naturhöfe AG.

Bergquell Naturhöfe – das klingt schön. Aber wo ist der Berg, und wo der Quell? „Gibt's nicht", sagt Konstantin von Löbbecke. „Das ist ein Kunstname. Die Werbeagentur hat sich das einfallen lassen." Denn „es schwingt sehr viel mit", sagt sein Bruder Nicolaus: „Bergquell, das klingt nach Natur, Reinheit und so. Und bei Naturhöfen denkt man an natürliche Herstellung, kleine Höfe."

So klein können die Höfe allerdings nicht sein, wenn sie die Mengen liefern wollen, die Supermärkte brauchen. „Der Handel hat bestimmte Strukturen, da kann kein kleines Bäuerlein mithalten", sagt Konstantin. Er ist glücklicherweise kein kleines Bäuerlein, sondern Chef von Bergquell und nebenbei auch Herr über zwei Güter, eines mit 230 Hektar und eines mit 440 Hektar. 1600 Tonnen Kartoffeln liefert er so etwa im Jahr. 40 Lieferanten gibt es im Inland, 20 im Ausland. Eine „Erzeugergemeinschaft" ist das eigentlich auch nicht, eher ein Handelsunternehmen, demnächst gar eine Aktiengesellschaft, mit den beiden Brüdern als Mehrheitsaktionären.

Bio als Big Business, mit gigantischen Produktionsmengen, langen Transportwegen, Rindermästern mit 300 Tieren, Eierproduzenten mit über 100 000 Hennen – ist das noch öko? (Siehe Kapitel 7)

Öko ist nicht gleich öko. Zwar verzichten alle Bio-Produzenten generell auf Gift und künstlichen Dünger. Dennoch gibt es große Unterschiede zwischen den Bio-Anbietern. Die Bergquell Naturhöfe markieren die eine Seite des Öko-Marktes.

Die andere Seite markiert Demeter, der älteste ökologische Anbauverband. Demeters Maxime lautet: größtmögliche Sorgfalt und Strenge beim Anbau. Demeterbauern gelten als leicht verschroben, weil sie auch auf natürliche Rhythmen achten, bis hin zu den Mondphasen. Demeter versteht sich gewissermaßen als Mercedes unter den Ökos. Im Supermarkt ist die Marke kaum zu finden. Ihr Ziel ist maximale Naturnähe – und Nähe zum Konsumenten.

Der Gärtner Andreas Mayer verkauft sein Demeterobst und -gemüse auf dem Stuttgarter Markt. Slogan: „Lebensmittel mit Charakter." Er hat Jeans an, Pullover und Weste aus wärmendem Fleece-Material. Sein Kollege Stefan Eysermans trägt Bart und Brille, eine warme Cargo-Hose mit vielen Taschen, Wollpullover und Lederweste. Beide betreiben auch einen Hofladen bei ihrer Gärtnerei in Murr an der Murr, eine halbe Autostunde von Stuttgart. Sie haben den direkten Kontakt zu den Kunden, und die Kunden legen darauf Wert.

Ute Künstler hat ihren Sohn Jonas, 3, dabei beim Einkauf im Demeter-Hofladen in Murr. „Wir wohnen in der Gegend, ich fahr da immer mal vorbei." Wirsing, Bohnen, Kartoffeln hat sie in ihren Korb gepackt, dazu ein paar Zitronen, Eier und Käse. Ihr ist es wichtig, dass auch wirklich alles ökologisch ist. Und weil sie misstrauisch ist, kauft sie direkt in der Gärtnerei ein. Wenn der Gärtner die Giftspritze nähme, entginge ihr das nicht: „Man sieht ja die Leute."

Manchen Kunden geht es auch um den Geschmack. „Ich find einfach, die Karotte schmeckt, wie sie schmecken soll. Nicht bloß nach Wasser, wie sonst meistens", sagt Christel Mayer. Das findet nicht nur sie: Studien in Österreich, der Schweiz und Amerika bestätigten die geschmacklichen Vorzüge der Bio-Kost. Die Stuttgarterin mit kurzen grauen Haaren und Designerbrille kauft „eigentlich ausschließlich Demeter-Erzeugnisse. Demeter, glaube ich, ist doch am strengsten überhaupt." Wobei sie nicht unbedingt zu den gläubigen Anhängern gehöre, bei den Anbauregeln nach „Mondphase sowieso" hört ihr Einsichtsvermögen auf.

Demeter-Anbau, das ist „biologisch-dynamische" Landwirtschaft im Geiste der Anthroposophie Rudolf Steiners, zu der auch Waldorf-Schulen und Eurythmie gehören. Anthroposophen streben nach Harmonie mit Natur und Kosmos. Skeptikern klingt indessen vieles nach Esoterik und Hokuspokus.

Tatsächlich wirkt es befremdlich, wenn Demetergärtner Eysermans im gelben Ostfriesennerz kurz vor acht Uhr morgens an seiner Hausecke steht und mit einem Reisigbesen in einer blauen Tonne rührt. Die enthält lauwarmes Leitungswasser – und eine Messerspitze eines so genannten Kieselpräparates.

Die frühe Stunde ist mit Bedacht gewählt: „Das Präparat sollte in den Sonnenaufgang gerührt werden. Am Nachmittag hat es eine andere Wirkung." Auch die Rührweise sei wichtig: „Ich muss langsam, von außen beginnen, dann immer schneller rühren. Das ganze Wasser muss sich bewegen. Dann bildet sich langsam der Strudel. Der muss so tief wie möglich sein." Und dann muss er, ganz schnell, in die Gegenrichtung rühren: „Das bringt die innige Verbindung." Denn das Verfahren soll, sagt Eysermans, „die Kräfte vom Kieselpräparat aufs Wasser übertragen. Das ist wie in der Homöopathie. Es geht um die Kräftewirkung, nicht um die Substanzen selbst."

Deshalb hat auch die Substanz eine wundersame Behandlung erfahren. Gemahlener Bergkristall wurde mit Wasser angesetzt, in ein Kuhhorn gefüllt und in den Boden eingegraben, „um die Sommersonnenwirkung zu speichern, über den ganzen Sommer bis zum Herbst, bis Michaeli."

Unmittelbar nach dem Anrühren muss das kieselgestärkte Wasser auf die Pflanzen gebracht werden. Eysermans schnallt sich einen rucksackartigen Tank auf den Rücken. Die Sonne kommt heraus, im milchigen Licht durchschreitet er die Felder, mit der Linken pumpend, mit der Rechten die Sprühdüse schwingend. Er durcheilt den Grünkohl, dann den Rosenkohl, geht weiter ins Folienhaus, wo geschützt, doch ohne Heizung weitere Beete warten, eilt dort, links pumpend, rechts schwingend, flott über den Spinat hinweg, besprengt Zwiebeln, Rucola, Ackersalat. Dann stellt er das Gerät ab.

Eysermans räumt ein, dass das Verfahren nicht sehr vernünftig klingt. „Man könnte rationeller arbeiten." Andererseits ist er von der Wirkung überzeugt, sonst würde er nicht in der Kälte stundenlang rühren: „Ich hätte auch was anderes zu tun."

Mittlerweile haben die Demetermethoden sogar Eingang in offizielle Gärtnereilehrbücher gefunden. Denn Langzeitversuche in Deutschland, Schweden und der Schweiz ergaben tatsächlich eine messbare Wirkung der wundersamen Präparate: Nur bei Düngung mit biologisch-dynamischen Präparaten blieb der Humusgehalt im Boden auch nach 20 Jahren noch konstant, bei den anderen Düngemethoden ging er zurück. Auch lebten mehr Mikroorganismen im Boden. Schon bei der im normalen Öko-Landbau üblichen Düngung mit Mist und Kompost fanden sich bis zu 33 Prozent mehr Kleinstlebewesen im Boden, verglichen mit den Feldern mit konventioneller Düngung. Bei Düngung mit den mysteriösen Demeter-Präparaten lag die Zahl der nützlichen Bodenbazillen sogar um 45 Prozent höher. Und schließlich waren höhere Enzymaktivitäten messbar. „Der Boden bleibt lebendiger", sagt Joachim Raupp, Agrarwissenschaftler am Institut für biologisch-dynamische Forschung in Darmstadt, der einen der Langzeit-Versuche leitet. Zudem waren die Verluste durch Lagerung geringer, weil die anthroposophisch gestärkten Früchte nicht so schnell verfaulten.

Für Gärtner Eysermans ist noch etwas wichtig: „Es ist kein Gift. Ich brauche keine Schutzkleidung, und ich brauche keine Angst haben, mich zu vergiften." Gift ist nur im Notfall erlaubt, und auch nur eigens zugelassene Sorten. Im Keller stehen zwei Plastikfläschchen, „Spruzit flüssig", 100 Milliliter, und „Spruzit Staub", 500 Milliliter. „Das ist alles, was wir haben", sagt Eysermans. Ein Chrysanthemenauszug gegen Blattläuse. Die beiden Fläschchen reichen schon seit Jahren.

Der Verzicht auf Gift kommt den Konsumenten zugute: Viele Studien haben ergeben, dass die Früchte des ökologischen Anbaus weniger Schwermetalle und weniger Giftrückstände enthalten. Das geht aus einem Überblick hervor, der im Januar 2001 in der Zeitschrift *Ökologie & Landbau* erschien. Dass die Pflanzen dennoch nicht von Unkraut umwuchert und von Schädlingen zerfressen sind, beruht, sagt Gärtner Mayer, auf dem „Prinzip der Vorbeugung. Wir sorgen dafür, dass die Pflanze kräftig und gesund heranwächst. Dann wird sie erst gar nicht krank."

Zu dem System gehört auch die Pflanzenfolge. Auf einem Plan, der im Büro aushängt, ist jedes Beet eingezeichnet. Auf Beet 3 beispielsweise war 1996 Grünkohl, 1997 Endivien, 1998 Möhren, 1999 Kartoffeln und Spinat, 2000 erst wieder Grünkohl. „Man darf frühestens nach vier Jahren wieder Kohl pflanzen", sagt Eysermans. Sonst droht Kohlhernie, eine Pilzkrankheit.

Im Büro liegen auch die Prüfzertifikate. Der Betrieb wird doppelt geprüft: einmal von der staatlichen Kontrollstelle, die die Einhaltung der EU-Richtlinien überwacht, und zudem von den Demeter-Prüfern.

Im Schuppen nebenan steht der Traktor, mit einer Raupe statt eines Hinterrades – zur Schonung des Bodens. Ein Dutzend Geräte können angehängt werden, diverse Jätmaschinen und ein Flammenwerfer, mit dem Unkraut versengt wird. Nebenan lehnt noch ein ganzes Arsenal an Hacken für den Handbetrieb. Wenn trotz allem mal ein Schädling auftaucht, kommen Nützlinge zum Einsatz. Und wenn alles nichts hilft, wird einfach nicht geerntet.

Lehrling Julia Krug kann deshalb nicht den ganzen Ackersalat pflücken, der noch vor ihr liegt. Auf ein paar Metern des Beetes sind die Blätter von Mehltau befallen. Sie kommen auf den Kompost. Die gesunden Pflanzen füllt sie in Kisten. „Morgen ist Markt", sagt sie. „Vortagsfrisch, das ist die maximale Frische, die man haben kann. Das bekommen sie nur beim Gärtner. Nicht im Supermarkt."

Wirklich Frisches – das ist im Supermarkt nicht zu haben. Öko allerdings gibt es neuerdings, und in wachsender Menge, auch bei Edeka, Karstadt, Rewe und den anderen Ketten. Dazu Rindfleisch aus „kontrollierter Haltung", Eier aus „alternativer" Hühnerhaltung, Tütensuppen und Gulaschdosen mit allerlei Siegeln.

Was davon ist wirklich bio, und was nur Bluff?

2.

Die Eierfälscher GmbH

Die Schattenseite des Bio-Booms: Konjunktur für Betrüger
Glückliche Hühner auf Phantombauernhöfen / Die ahnungslosen
Hühnerbarone / Keine Strafe für Karstadt & Co: Weshalb der Staats-
anwalt manchmal machtlos ist / „Alternative" Massenproduktion für
den Supermarkt

Kein Huhn, nirgends. Zwar fließt ein Bächlein hier, ein bisschen Grün
gibt es auch an seinen Ufern und ein paar Bäume. Aber eine hühner-
freundliche Umgebung ist das eigentlich nicht, so mitten in der Stadt,
schräg gegenüber der Oper. Dieser Büropalast hier am Bächlein wäre
auch nicht die richtige Behausung für das arme Tier, es könnte ja rutschen auf dem glatten, steinernen Boden oder den Schnabel anschla-
gen an den gläsernen Wänden. Hühnerleitern gibt es nicht, nur Trep-
pen und einen Fahrstuhl.
Hier leben keine Hühner. Hier gibt es keine Eier. Und dennoch wurden sie millionenfach geliefert an deutsche Supermärkte, Eier von
glücklichen Hühnern, von diesem Absender im elsässischen Mulhouse, Allee Nathan Katz, Nummer 12. Sie kamen natürlich nicht
direkt von hier, und sie gingen auch nicht direkt an die Supermärkte.
Denn es sind manchmal merkwürdige, verschlungene Wege, die zum
Verbraucher führen, an seinen Frühstückstisch. Das hat damit zu tun,
dass die Verhältnisse nicht mehr ganz einfach sind heutzutage, was
sich schon an so etwas Simplem zeigt wie einem Ei. Der Frühstücker
möchte reinen Gewissens sein Ei aufschlagen, wünscht den Hühnern

alles Gute und kauft deswegen vorzugsweise Eier, die von möglichst glücklichen Erzeugern stammen.

Das Problem ist nur, dass es von den richtig glücklichen Hühnern nicht sehr viele gibt. Und diese wenigen legen auch nicht jene Millionen von Eiern, die die Herren der Supermärkte an ihre Kunden gern verkaufen möchten. Wenn die Supermärkte nur Eier von glücklichen Hühnern anbieten würden, dann wären die Regale im Kaufhof oder bei Rewe so leer wie jene in Rumänien oder Ostsibirien.

Glücklicherweise aber gibt es Menschen, die die Herren der Supermärkte vor so einer peinlichen Situation bewahren.

Engelbert Homann ist so einer, Eierhändler aus dem westfälischen Metelen. Engelbert Homann war Inhaber einer Firma namens Alsovo, die logierte in jener Allee Nathan Katz im elsässischen Mulhouse fernab aller Ställe. Und Engelbert Homann sorgte dafür, dass die begehrten Eier auch dann in die Supermärkte kamen, wenn es eigentlich keine gab. Nun muss ein Eierhändler natürlich nicht immer mit seinen Hühnern zusammenleben. Ein Autohändler baut seine Wagen ja auch nicht im Laden zusammen, eine Boutique lässt auch nicht Jil Sander und Karl Lagerfeld im Hinterzimmer schneidern. Nur: Wenn ein Autohändler einen Wagen mit dem Stern verkauft, dann sollte der auch von Mercedes stammen, wenn die Boutique ein Kleid von Jil Sander feilbietet, dann vertraut die Kundin aufs authentische Design. Im Falle von Engelbert Homann war das Glück der Hühner nicht immer so ganz sicher. Er verkaufte zwar millionenfach Eier von freilaufenden Hühnern oder solchen in Bodenhaltung, und die Kunden von Kaufhof, von Rewe, Metro oder Karstadt erwarben sie in gutem Glauben an das Glück auf kleinen Höfen. Doch die glücklichen Hühner waren ein Phantom.

Homann war ein Eierfälscher. Er hatte ein internationales Imperium aus Phantombauernhöfen und Briefkastenfirmen aufgebaut und verwandelte mit getürkten Lieferscheinen und gefälschten Rechnungen millionenfach Quäl-Eier in alternative Qualitätserzeugnisse. Wegen 81 Millionen Stück erhob die Staatsanwaltschaft Anklage. 18 Millionen Schwindel-Eier konnten ihm vor Gericht eindeutig nachgewiesen werden. Im November 1996 wurde er vom Amtsgericht in Rheine deshalb zu eineinhalb Jahren Gefängnis auf Bewährung verurteilt. Ein Kompagnon erhielt ein halbes Jahr auf Bewährung.

Der Eierschwindel ist ein Symptom, Ausdruck einer Situation der Lebensmittelbranche, in der die Wünsche der Kunden und die tatsächlichen Verhältnisse immer weiter auseinander klaffen. Die Menschen möchten, spätestens seit der BSE-Krise, Fleisch von glücklichen Tieren. Sie lehnen nicht nur die Quälerei in Massenkäfigen ab, sie wollen überhaupt keine Lebensmittel aus Agro-Fabriken. Das hat sogar der deutsche Bundeskanzler gemerkt und in der großen BSE-Krise den Tierfabriken den Kampf angesagt. Die Verbraucher wollen ihre Gesundheit nicht aufs Spiel setzen. Sie wollen aber auch nicht, dass Ferkel zu Tausenden im Massenstall gemästet werden, sie wollen nicht, dass Kälber in enge Lkw-Kabinen verfrachtet werden. Sie wollen nicht, dass Kartoffeln und Karotten mit Chemikaliencocktails aufgezogen werden. Sie möchten Gesundes, Gemüse ohne Gift, Fleisch ohne Arzneimittelreste und Krankheitserreger. Das wissen die Firmen aus der Lebensmittelbranche, deshalb werben sie mit idyllischen Bildern von Kühen auf grünen Almen, mit Milchkannen voller guter Alpenmilch. Und häufig auch mit Werbe-Vokabeln wie „umweltschonender Anbau", „kontrollierte Aufzucht", oder auch „alternative Erzeugung" – etwa bei Eiern, die just jene Eierkonzerne anbieten, die auch die Schwindelware des Fälschers Homann verkauft haben.

Was ist wirklich Öko? Wo sind die Tiere noch wahrhaft glücklich? Und: Ist Bio immer gleich Bio und also gut und gesund? Wie steht es mit Öko-Produkten aus dem Supermarkt? Und mit dem im Jahr 2001 eingeführten Öko-Siegel?

Sicher ist: Echte Bio-Produkte schmecken besser, sie sind zumeist ohne Gift und Kunstdünger erzeugt, und sie sind auch, das ergaben Untersuchungen an Tieren, gesünder. Allerdings gibt es große Unterschiede auch zwischen den echten Öko-Anbietern, die entweder nach den Vorschriften der Europäischen Union produzieren oder den strengeren Regeln der Öko-Verbände wie Demeter oder Bioland.

Viele andere Erzeugnisse, die werbewirksam mit „Natur"-Etiketten verkauft werden, sind alles andere als ökologisch – was, wie *Der kritische Agrarbericht 2000* schreibt, zu „systematischer Täuschung des Verbrauchers" führt.

Denn: Wahrhaft Ökologisches stellt die Agro- und Ernährungsindustrie kaum her. Und die Entwicklung geht eher in Richtung noch größerer Agrarfabriken, noch mehr Hightech in der Landwirtschaft, noch weniger Idyll (siehe Kapitel 10). Natur hat Seltenheitswert im Supermarkt.

Ehrlicherweise müssten also die Supermärkte ihre Kunden darüber informieren, dass die vielen Eier in den Regalen, die vielen Schnitzel in der Kühltheke überhaupt nicht von herkömmlichen Bauernhöfen erzeugt werden können: So viele Bauernhöfe gibt es nicht mehr. Viele mussten aufgeben, weil sie die Billigst-Schweine für die Supermärkte und die Kartoffeln zum Schleuderpreis nicht liefern konnten.

Ehrlicherweise also müssten die Supermärkte ihren Kunden Bilder von riesigen Käfiganlagen und gigantischen Schweineställen mit Tausenden von Tieren zeigen, damit sich die Leute im Laden ein realistisches Bild von den dargebotenen Erzeugnissen machen können. Weil die Supermarktmanager aber wissen, dass das Zeug dann liegen bleiben würde, nähren sie lieber die Traumvorstellungen vom Natur-Idyll, wecken Öko-Assoziationen, werben mit Bildern von kleinen Höfen – und geraten dann in die Bredouille, wenn die wenigen kleinen Höfe nicht genug Nachschub liefern können. Die kriminellen Eier-Dealer nutzen daher die Bedarfslücke für ihre profitablen Geschäfte.

Dabei war Engelbert Homann nur ein besonders professioneller Akteur im größten Eierfälscher-Skandal, den die Republik je gesehen hat. Aus den Daten beschlagnahmter Dokumente errechneten die Ermittler, dass seit Anfang der 90er-Jahre vermutlich noch viel mehr Schwindel-Eier in den Handel gelangt waren. Insgesamt 980 Millionen (längst verkaufter) Eier stehen unter Schwindel-Verdacht, weswegen die Staatsanwälte auch gleich weiter recherchierten.

Der Betrug im Falle Homann war aufgeflogen, als südbadische Beamte bei einem Kontrollgang merkwürdige Entdeckungen machten. Sie überprüften eine Lagerhalle in Ottersweier, einem kleinen Ort am Fuße des Schwarzwaldes, ganz in der Nähe von Baden-Baden. In dieser Lagerhalle werden Eier in großen Mengen angeliefert, verpackt und überall im deutschen Südwesten an Supermärkte ausgeliefert: eine so genannte Packstelle, von denen es Dutzende gibt in der ganzen Republik. Zwischen diesen Packstellen karren Lastwagen die Eier hin und her. Je nach Bedarf werden die Erzeugnisse diverser Hühnerfabriken zusammengelegt und weitervertrieben. Mitunter ist es deshalb nicht ganz einfach festzustellen, woher die Eier denn nun wirklich kommen.

Diese Erfahrung mussten auch jene südbadischen Beamten machen, Kontrolleure vom Regierungspräsidium in Karlsruhe. Als sie jene Lagerhalle in der Hägenichstraße 7 aufsuchten, im Industriegebiet am Rande des Städtchens Ottersweier, begann unerwartet eine aufwändige Recherche. Dort schieben Gabelstapler Paletten mit Eierkartons in Lastwagen, die mit schönen Fotos geschmückt sind mit glücklichen Hühnern und der Aufschrift „Freilandhaltung".

Doch bei der Suche nach diesen frohen Hennen griffen die Kontrolleure zunächst einmal ins Leere. Sie hatten sich Lieferdokumente und Rechnungen vorlegen lassen, auf denen waren auch die Erzeugerbetriebe genannt: die Farm Eppelborn beispielsweise in 66571 Eppelborn, Veltrup 97. Oder die Farm Hornbach, Am Bach 19, in 66500 Hornbach. Als die badischen Beamten bei den zuständigen Kollegen im Saarland und in Rheinland-Pfalz nachfragten, zeigte sich jedoch, „dass diese Betriebe überhaupt nicht existierten und dass es sich hierbei um rein fiktive Anschriften handelte", wie sie hernach in einem Vermerk festhielten.

Ähnliche staunenswerte Tatsachen fanden staatliche Ermittler auch in Niedersachsen und Nordrhein-Westfalen heraus. Sie stießen auf den internationalen Eierschieberring, in dem Engelbert Homann laut Urteil des Amtsgerichts Rheine die zentrale Rolle spielte. Homann hatte die Eier indessen nicht eigenhändig an die Supermärkte geliefert, sondern an zahlreiche Zwischenhändler – die Firma Gutshof-Ei beispielsweise, die die Lagerhalle im badischen Ottersweier betreibt und die Lastwagen mit den schönen Bildern von glücklichen Hühnern schmücken ließ.

Die Firma Gutshof-Ei wurde indessen nicht bestraft, obwohl sie, wie aus beschlagnahmten Unterlagen hervorging, 36 Millionen Schwindel-Eier von Homann bezogen und an Supermärkte weiterverkauft hatte.

Gutshof-Ei gehört zu den Giganten der Branche. Das Unternehmen macht Millionen-Umsätze, verkauft etwa eine Milliarde Eier an große Supermarktketten wie Tengelmann und Rewe, Karstadt und Kaufhof. Die Firma liefert überhaupt sehr trendgerechte Eier, hat sich beispielsweise an der Vermarktung einer Neuschöpfung beteiligt, dem „Omega-DHA-Ei". Das Produkt soll besonders gesund sein, weil es besonders viele mehrfach ungesättigte Fettsäuren enthält. Die werden laut Firmenangaben aus „Algenbiomasse" gewonnen, in riesigen Hallen in der Nähe von San Diego in Südkalifornien, und später an die Hühner verfüttert. Auch bei dem neuen Marken-Ei namens „Meier's", das mit millionenteurer Fernsehreklame auf den Frühstückstisch geschoben wurde, ist Gutshof dabei. Und weil die Firma Gutshof-Ei alles liefern will, was das Kundenherz begehrt, hat sie auch so genannte Alternativ-Eier im Programm, jene aus Boden- oder Freilandhaltung. Und wenn die mal knapp werden, wenden sich die Gutshof-Herren zwecks Nachschub an Lieferanten wie den Eierhändler Homann. Dass der indessen Bluff-Ware verkaufte, konnten sie wirklich nicht wissen. Das Verfahren gegen die beiden Firmenchefs, die Freiherren Hans-Wilhelm und Hans-Thomas von Meerheimb, hat die Staatsanwaltschaft in Kiel deshalb eingestellt.

Auch ein Verfahren gegen die Firma Eifrisch im niedersächsischen Lohne wurde eingestellt. Die hatte, wie die Ermittler herausfanden, 1,1 Millionen Eier über Homanns Händlerring aus Luxemburg und den Niederlanden verkauft – und sie zudem mit deutschen Herkunftsnachweisen geadelt.

Doch die Staatsanwaltschaft konnte sie auch dafür nicht belangen: „Diese Irreführung ist rechtlich nicht relevant", schrieben die Staatsanwälte in die Akte. Wenn ausländische Eier eingedeutscht werden, so die Fahnder, sei das zwar eine Irreführung der Verbraucher, aber keine strafbare Täuschung über den Wert der Ware. Die Staatsangehörigkeit sei schließlich kein Qualitätsmerkmal. Was sich auf den ersten Blick nur Volljuristen erschließt, macht irgendwie doch Sinn: Tatsächlich sind ja holländische, belgische oder luxemburgische Eier auch nicht schlechter, ungesünder oder inhumaner als deutsche Eier. Auch wenn der Kunde am Supermarktregal generell gern der werbegestützten Illusion nachhängt, gut sei nur das, was aus deutschen Landen frisch auf den Tisch kommt.

Die Kaufhauskonzerne, die die getürkte Ware schließlich den Kunden verkauften, konnten natürlich ebenfalls nicht belangt werden, obwohl sie es letztlich waren, die die überhöhten Preise für unerwünschte Käfigeier kassierten. Denn die Supermarktketten fühlen sich ebenfalls als Opfer der Eierschwindler: „Wir werden ja auch betrogen", sagt Rewe-Sprecher Wolfram Schmuck. „Wir haben ja ein großes Interesse, dass uns keiner falsche Eier ins Nest legt." Und er versichert, Rewe habe verschärfte Kontrollen installiert, die solchen Schwindel in Zukunft ausschließen sollen. Andere Händler verfahren ähnlich.

Die beteiligten Staatsanwälte finden die Situation begreiflicherweise unbefriedigend. Sie würden Betrüger gern bestrafen. Doch Schuld und Verantwortung ist schwer festzustellen. Die Supermärkte verkauften zwar die Schwindel-Eier, aber in der komplizierten Welt der Warenströme ist es für einen Kaufhauskonzern schwierig, nachzuvollziehen, welchen Weg ein einzelnes Ei auf seiner Reise durch Europa zurückgelegt hat. Zumal Dank gesetzgeberischer Großzügigkeit auf den Packungen nicht angegeben werden muss, wo das Ei gelegt wurde, sondern nur, in welcher „Packstelle" es in den Karton gepackt wurde. Und bei den riesigen Mengen, die ein Handels-Multi umschlägt, ist es im Einzelfall ausgeschlossen, die Herkunft exakt nachzuweisen.

So muss auch der Verbraucher auf eine lange Reise gehen, wenn er die Hühner besuchen möchte, die sein Frühstücksei gelegt haben.

In Spar-Supermärkten oder denen der AVA-Kette, zu der die Läden von Edeka gehören, gibt es beispielsweise Eier namens „Ländli". Die

Packung sieht auch sehr ländlich aus, hübsch bemalt: Sechs Hühner picken munter auf der Wiese vor einem stattlichen Bauernhof mit leuchtend rotem Ziegeldach. Rührend.

Von hier, so suggeriert die Packung, kommen die „Ländli"-Eier, Marke „Omas Beste". Die Hühner genössen „artgerechte Freilandhaltung", so steht auf der Packung, sie hätten aber auch einen Stall mit „Sitzstangen zum Ausruhen und Schutz vor schlechtem Wetter" sagt die Packung. Wie einfühlsam.

Auf der Packung ist auch eine Telefonnummer angegeben. Dort meldet sich allerdings nur ein Anrufbeantworter. Auf den versprochenen Rückruf wartet der Käufer vergeblich. Glücklicherweise steht auf der Packung auch die Adresse der Firma „Körnli-Ei": Itenstraße 8 in 95131 Schwarzenbach am Wald. Das klingt sehr idyllisch. Der Ort befindet sich auch in einer schönen Gegend im Fränkischen.

Die Reise dorthin sorgt allerdings für eine Überraschung: Am Sitz der Firma „Körnli"-Ei im fränkischen Schwarzenbach am Wald lebt kein einziges Huhn, und auch von dem behaglichen Stall ist nichts zu sehen.

In der Itenstraße reiht sich ein Häuschen ans andere: Es ist eine Nachkriegssiedlung mit schmucklos-einstöckigen Wohnbauten. Nicht einmal ein Briefkasten deutet auf den Firmensitz von „Körnli-Ei".

Wer klingelt, wird weiterverwiesen und muss die Reise fortsetzen, ins Hessische.

Denn: Hinter „Körnli-Ei" steckt der Branchen-Gigant „Gold-Ei", Untenehmen mit Millionenumsätzen. Die Firma verkauft insgesamt über 50 Millionen Freilandeier, viele davon kommen mangels deutscher Frischluft-Hennen aus dem Ausland.

Den fiktiven Firmensitz im lauschigen Schwarzenbach hatte sich die Firma vor einigen Jahren aus strategischen Gründen zugelegt, damit die Körnli-Ländli-Eier nicht mit den Erzeugnissen jener vier Millionen Käfig-Hennen verwechselt werden, die Gold-Ei ansonsten vermarktet.

Mittlerweile kommen die Ländli-Eier allerdings, laut Packung, vom „Gut Freies Land" in 88145 Hergatz im Allgäu. Die Reise dorthin kann man sich allerdings ebenfalls sparen: „Da sind keine Hühner", sagt die zuständige Dame vom Gewerbeamt und verweist an den Hauptsitz im hessischen Dietzenbach. Dort meldet sich am Telefon wieder die Firma Gold-Ei. Die Sache mit den fiktiven Firmensitzen sei etwas ganz Normales, erfährt der verwunderte Kunde: „Das ist üblich in der Eierbranche", sagt Körnli-Goldei-Geschäftsführer Matthias Zeitler. Das ist deshalb auch nicht illegal. Wenn neugierige Eier-Käufer kreuz und quer durch die Republik, ja durch Europa reisen wollen, weil sie partout ihr Huhn persönlich kennen lernen wollen, zählt das irgendwie zum modernen Erlebniseinkauf. Problematisch wird dies nur, wenn einmal der Verdacht aufkommt, es gehe nicht ganz gesetzesmäßig zu. Dann stehen Strafverfolger plötzlich vor ähnlichen Irritationen.

So stellte die zuständige Staatsanwaltschaft ein Verfahren gegen mutmaßliche Eierschwindler mit der Begründung ein, die Lage sei für Nachforschungen zu unübersichtlich. Auszug aus dem Schreiben der Strafverfolger an den Anzeige-Erstatter:

„Zur Beweissicherung wäre die von Ihnen angeregte Durchsuchung der Geschäftsräume und Beschlagnahme von Geschäftsunterlagen sicherlich sinnvoll. Nach dem gegenwärtigen Ermittlungsstand kann ich jedoch nicht feststellen, wo überall eine Durchsuchung zu erfolgen hat, damit sichergestellt ist, dass wirklich alle Unterlagen der Firmengruppe über den Einkauf von Hühnerfutter und die Anzahl der gehaltenen Tiere zusammengestellt werden können. Zur Firmengruppe der Heide Legehennen GmbH in Fintel gehören offensichtlich eine Vielzahl von weiteren Tochtergesellschaften, die eng miteinander zusammenarbeiten. Allein eine Durchsuchung in Fintel kann kein aussagefähiges Ergebnis erbringen."

So ließ sich nie ganz klären, ob die Eier, die in der Karstadt-Filiale im ostdeutschen Magdeburg verkauft worden waren, wirklich von glücklichen Hühnern stammten. Die Eier der Marke „Naturwiese", ein Erzeugnis aus dem Hause Heidegold, stammten nach den Firmenangaben auf der Packung „von kleinen Farmen vom Lande", das Futter sei „frei von chemisch-synthetischen Substanzen und besteht zu hohen Anteilen aus Rohstoffen der ökologischen Landwirtschaft".

Der Freiburger Rechtsanwalt Hanspeter Schmidt hatte daraufhin die Heidegold-Chefs Friedrich Schroeder und Friedrich Behrens angezeigt. Anwalt Schmidt vertritt die Arbeitsgemeinschaft ökologischer Landbau, in dem sich die streng biologisch wirtschaftenden Verbände zusammengeschlossen haben. Etikettenschwindel schadet der BioBewegung. Denn, so Schmidt: „Der Verbraucher wird hier für dumm verkauft: Er bekommt keine ökologische Ware." Die Aussagen über das Futter seien nicht korrekt, und auch die „kleinen Farmen vom Lande" auf denen die „Naturwiese-Eier" erzeugt werden, seien so klein wohl nicht: „Eine Hühnerfarm von mehr als 50 000 Hühnern ist nicht mehr klein."

Vielleicht werden solche Irritationen künftig seltener. Denn mächtige und wichtige Institutionen aus der Eier-Branche haben sich zusammengeschlossen, um Lug und Trug zu bekämpfen. Sie gründeten 1995 den „Verein für kontrollierte alternative Tierhaltungsformen", kurz KAT. Doch mit den Bio-Bauern aus der Arbeitsgemeinschaft ökologischer Landbau hat der Verein nichts zu tun. Bei den KAT-Vereinsvätern handelt es sich laut Eigenwerbung um „maßgebliche Unternehmen der Eierwirtschaft", zu den Mitgliedern zählen zum Beispiel die Firmen Eifrisch und Gutshof-Ei.

Die haben ein echtes Interesse daran, dass der Schwindel aufhört, denn schließlich zählten sie ja auch zu den unschuldigen Opfern des Eier-Fälschers Homann. Mit dabei sind neben einigen holländischen Hühnerfirmen auch die Leute von Gold-Ei, denen die Ländli-Eier gehören, und die Firma Heidegold. Geschäftsführer des AlternativVereins wurde Caspar von der Crone, ein fachkundiger Mann, der gleichzeitig Geschäftsführer des Zentralverbands des Eiergroß- und -außenhandels ist. An kleinere Bauern dachten die Groß-Agrarier eigentlich nicht, wie schon an ihrem Aufnahmeformular ersichtlich ist, in dem die Zahl der Hennen nach Tausenden und die Eierumsätze nach Millionen Stück pro Jahr anzugeben ist. Ein besonderes BioAnliegen hat der Verein auch nicht, zumindest geht es aus der Satzung nicht hervor. Eine besonders tierfreundliche Haltung, Ökofutter, derlei Luxus für Hühner schreibt die Satzung nicht vor. Sie verpflichtet ihre Mitglieder im Wesentlichen nur, dass sie sich an die Gesetze halten sollten, etwa die europäischen Vermarktungsnormen für Eier.

Dass das nicht sonderlich „alternativ" ist, sahen die Vereinsbosse schließlich selbst ein. Auf einen entsprechenden Hinweis des Öko-Anwalts Schmidt hin versicherte der KAT-Verein, er wolle fortan auf den Begriff „alternativ" bei seinen Bodenhaltungs- und Freilandeiern verzichten, um den „Bedenken hinsichtlich der Irreführung" von Bio-Kunden Rechnung zu tragen. Der KAT-Chef beteuerte, „dass wir an keiner Konfrontation mit der Arbeitsgemeinschaft ökologischer Landbau interessiert sind. Wir wünschen uns im Gegenteil eine Zusammenarbeit."

Die Verzichtserklärung datiert vom 11. Dezember 1996. Im Frühjahr 1998 waren allerdings immer noch die Pseudo-Alternativ-Eier im Umlauf, Marke Gutshof-Ei, selbstverständlich „aus kleinen Farmen auf dem Lande". KAT-Geschäftsführer von der Crone bedauert, dass die KAT-Mitgliedsfirmen immer noch die irreführenden Alternativ-Aufkleber verwenden: „Das find ich auch nicht besonders gut." Er habe aber leider „keinen Einfluss darauf", welche Etiketten die KAT-Konzerne verwenden – vielleicht noch alte Bestände, vielleicht auch eine Neuauflage mit dem „Alternativ"-Aufdruck und dem idyllisch klingenden Herkunftsnachweis von den „kleinen Farmen auf dem Lande".

Leider, so klagte Öko-Anwalt Schmidt im Jahr 2000, kommen die „Alternativ"-Eier trotz der Beteuerungen des KAT-Verbandes auch mehrere Jahre nach der Verzichtserklärung auf den Markt – wiewohl der Verband der streng kontrollierenden Hühnerbarone stets gelobe, den Verstößen nachzugehen.

Nun ist eine gewisse Größe im Agro-Geschäft einfach erforderlich, denn es ist schwierig, mit den „kleinen Farmen" die unersättlichen Supermärkte zufrieden zu stellen.

Allein Rewe, der größte deutsche Lebensmittelhändler, verkauft nach eigenen Angaben 100 Millionen Eier pro Jahr. Die können nicht von kleinen Bauernhöfen bezogen werden, bei denen zehn Hühner lustig im Garten gackern, sondern müssen bei den global operierenden

Eierbaronen mit ihren Legefabriken geordert werden. Die Supermarktketten sind in einer misslichen Lage. Jahrelang haben sie sich
vergrößert, wuchsen immer weiter. So konnten sie die Preise drücken,
um jeden Pfennig feilschen, immer größere Mengen ordern, bei
immer weniger Lieferanten.

Einer seiner Kunden aus der Supermarkt-Branche, so erzählt einer
der größten deutschen Eierbarone, hatte bisher sieben Lieferanten
für 50 Millionen Eier. „Jetzt will er nur noch einen", sagt der drahtige
Agro-Manager, bei dem ständig das Handy piepst und die neuesten
Preise durch den Äther jagen. Ein Jammer nur, dass die Kunden das
jetzt plötzlich alles nicht mehr wollen. Plötzlich zeigt Umfrage um
Umfrage eine heftig anschwellende Liebe zur Natur. 89 Prozent der
Befragten, so eine Studie des Möllner Sample-Instituts (jetzt: Inra
Deutschland), halten die Lösung der Umweltprobleme für wichtig
oder gar sehr wichtig. 70 Prozent der Kundschaft, so eine Untersuchung der Gesellschaft für Konsumforschung, seien „stark" oder
„sehr stark" an Bio-Ware interessiert. Und der Natur-Trend reicht
sogar bis zur Wurst, ja zur Pelle. 80 Prozent der Verbraucher geben
der natürlichen Hülle den Vorzug, wie eine Umfrage ergab, die der
darob erfreute „Zentralverband Naturdarm" schon 1997 in Hamburg
bekannt gab.

Auf so viele Naturfreunde war die Food-Branche nun überhaupt nicht
eingestellt.

Beispiel Ei: Weniger als ein Prozent aller Legehennen leben in Öko-
Bauernhöfen, die sich den strengen Regeln der Arbeitsgemeinschaft
ökologischer Landbau unterworfen haben. Die Hühner kriegen keine
vorbeugenden Medikamente ins Futter, keine Antibiotika, nur Öko-
Körner, und haben im Freiland mindestens zehn Quadratmeter.
Wenn alle 44 Millionen Legehennen Deutschlands plötzlich so viel
Platz beanspruchten und ins Freie flöhen, bräuchten sie insgesamt
440 Quadratkilometer Fläche zum Picken und Gackern. Allein eine
der in Ostdeutschland üblichen Legefabriken mit 700 000 Hennen
müsste von sieben Quadratkilometern Freiland umgeben sein. Da
müsste man womöglich einige Einwohner von Magdeburg oder

Chemnitz evakuieren, um den Hennen aus den örtlichen Käfig-Baracken Platz zu machen.

Glücklicherweise haben die Hühnerbarone einen Raum sparenden Ausweg gefunden: Sie erklärten einfach alle Hühner, die nicht im Käfig vegetieren, zu „alternativen" Hennen. Die brauchen nun nicht gleich zehn Quadratmeter. In der gewöhnlichen Bodenhaltung hat ein Huhn nur 1430 Quadratzentimeter – etwa die Fläche von zwei DIN-A 4-Seiten. In der so genannten Volierenhaltung, bei der die Hühner auf Stangen sitzen, genügen sogar 400 Quadratzentimeter. Auch die Medikamentengaben und der Hochleistungs-Futtermix sind natürlich nicht öko, sondern industriell optimiert.

Der internationale Agro-Ausrüster Big Dutchman hat für diese fabrikmäßige Variante des „alternativen" Lebens das nötige Equipment. Zum Beispiel die, laut Prospekt, „bewährte Big Dutchman Kettenfütterung". Die Hennen müssen sich dem Fabrikalltag unterwerfen, zum Beispiel zu den Mahlzeiten von den Sitzstangen herabflattern und sich zur vollautomatischen Futterabgabestelle verfügen. In den riesigen Hallen nach Big-Dutchman-Prinzip ist denn auch ein reges Gackern und Flattern, denn Tausende von Hennen widmen sich da der „alternativen" Eierproduktion, fließbandmäßig: Sie legen die von ihnen erwartete Tagesproduktion pflichtbewusst in die mehrstöckige Sammelstelle, ein so genanntes „Nest", Modell „NATURA", von dem aus das Ei dann aufs Band rollt. Denn, so der Big-Dutchman-Prospekt, „auch in der alternativen Legehennenhaltung gehört die automatische Eiersammlung heute" dazu.

Offenbar gehören auch Medikamente dazu. Das staunende Publikum erfährt davon angelegentlich durch Rückstandsmessungen.

So fanden sich 1996 ausgerechnet in „alternativen" Eiern Rückstände eines Arzneimittels, das als so gefährlich gilt, dass die EU keinerlei Rückstände toleriert: Ronidazol. Das Mittel könne, so die EU-Verordnung, „in jeder Konzentration eine Gefahr für die Gesundheit des Verbrauchers darstellen". Dabei hatte sich die Firma viel Marketing-Mühe gegeben, um das Erzeugnis „Gut von Lehmden – das neue Ei" dem Verbraucher nahe zu bringen, und auch der Handel zeigte „riesengroßes Interesse" an dem neuen Hühnerprodukt. Walter Peuker, Geschäftsführer von Eifrisch (Jahresumsatz: 1,4 Milliarden Eier), verkündete bei der Präsentation der neuen Alternativ-Linie 1995 stolz, die Hühner erhielten „nur natürliches Futter". Nach den Ronidazol-Funden musste er indessen einräumen: „Irgendwas ist falsch gelaufen." Vermutlich in der Futtermittelfabrik – die allerdings nicht ganz ohne Eifrisch-Kontrolle arbeitet. Einer der Eifrisch-Teilhaber gehört auch zu den Eignern der Futterfabrik. So klein ist die Welt im industriellen Eier-Kosmos.

Die „alternativen" Industriehühner bringen leider auch die seriöse Bio-Ware in Verruf: „Öko-Eier: mehr Salmonellen, Arzneimittel, Umweltbelastung", titelte im Frühjahr 1997 der Informationsdienst Eulenspiegel, ein Organ aus dem Europäischen Institut für Lebensmittel- und Ernährungswissenschaften. Denn Arzneimittel müssten „im Vergleich zur Legebatterie deutlich häufiger eingesetzt werden" – bis zum Sechsfachen des Üblichen im Käfigstall. Und durch den – scheinbar tierfreundlichen – Verzicht aufs Schnabelkürzen kämen in einem Stall mit 5000 Hennen täglich 60 bis 70 Insassen „durch Kannibalismus zu Tode".

Arme Öko-Hühner, denkt mitfühlend der Esser, und ist fast schon geneigt, die herkömmliche Legebatterie als Hort der humanitären Hühnerhaltung herbeizuwünschen: Dort kann wenigstens kein Huhn dem anderen das Auge aushacken; es lebt, vieltausendfach gestapelt, für sich allein im Abteil aus Draht, schön getrennt von seinen offenbar mit Killerinstinkten ausgestatteten Artgenossen.

Indessen: Das unschuldige Huhn ist nicht von Natur aus kannibalisch veranlagt und auch nicht vom lieben Gott mit so schwacher Gesundheit ausgestattet, dass es nur mit täglichen Pillengaben überleben kann. Die industrielle Züchtung hat Hennen hervorgebracht, die käfiggerecht klein sind und deshalb so schwächlich von Konstitution, dass sie fürs freie Leben kaum gewappnet sind. „Wenn man solche Tiere dann im Freien hält", sagte ein Hühnerhalter aus der Gegend von Paderborn zu einer Reporterin der Woche, dann „werden die sofort krank".

Die angeblichen „Öko-Hühner" mit erhöhtem Rückstandsrisiko und vermehrtem Salmonellenbefall, über die der Wissenschaftler vom Eulenspiegel berichtete, waren denn auch keine echten Bio-Viecher. Denn es leben ja nur weniger als ein Prozent der bundesrepublikanischen Hühnerbevölkerung als echte Bio-Hühner nach den strengen Regeln der Arbeitsgemeinschaft ökologischer Landbau. Der Eulenspiegel-Eierforscher hatte aber von 14 Prozent Alternativ-Hennen berichtet – und diese stammen zumeist aus industriellen Alternativ-Ställen.

Verbale Kosmetik, Schönrednerei, Manipulation: Der Bio-Bluff kennt viele Methoden.

Beispiel: „Integrierte Produktion", in der Schweiz kurz „IP" genannt. Mit „Bio" im engeren Sinn hat sie nichts zu tun, und schon gar nicht mit einem Zukunftsprojekt. Denn jetzt schon werde, so *Facts*, die „IP-Methode" von 70 Prozent der Schweizer Agrarier praktiziert – und sie dürfen dabei auch weiterhin mit der Giftspritze über die Felder fahren und großflächig Kunstdünger ausstreuen. Für den Bio-Bauern Ruedi Baumann, nebenamtlich Nationalrat der Grünen im Berner Parlament, steht denn auch das Kürzel IP für etwas ganz anderes: „Intelligänt Pschisse". Für Außerschweizer: Intelligent beschissen.

Beschiss und Betrug ist gelegentlich allerdings auch in der eigentlich giftfreien Zone, dem Biolandbau, anzutreffen. Denn mittlerweile ist der Fluch des Wachstums über die Öko-Szene gekommen. Angelockt durch hohe Profite, stoßen immer mehr Landwirte und Händler dazu, denen das Ethos der frühen Jahre fehlt, die nicht aus Liebe zur Natur sich wieder hinabbeugen und Unkraut jäten, sondern die vor allem aus Freude an klingelnden Kassen dem neuen Trend folgen. „Wo der Preisabstand so hoch ist, da ist natürlich auch der Anreiz besonders groß, irgendwas zu manipulieren", sagt der Öko-Marktexperte Professor Ulrich Hamm von der Fachhochschule Neubrandenburg. Das grämt mittlerweile auch die offiziellen Öko-Verbände wie den Verein BioSuisse, der das Schweizer Bio-Label vergibt, die begehrte Knospe: „Wir haben nichts gegen Neueinsteiger, die das Gedankengut des Biolandbaus übernehmen – nur gibt es vermehrt Schlitzohren, denen es um die Maximierung des finanziellen Ertrags geht", sagt BioSuisse-Präsident Ernst Frischknecht zu Reportern des Magazins *Facts*.

Denn BioSuisse-Kontrolleure deckten vor einigen Jahren hunderte von Verstößen auf, darunter auch einige so schwerwiegende, dass den Bio-Schwindlern das Knospen-Label aberkannt werden musste. Ein Bauer aus dem Kanton Zug beispielsweise hatte seine ganz normalen Hühner auf dem Bio-Markt verkauft. Als der Öko-Verband daraufhin bei diesem Kollegen eine Hofbesichtigung veranstaltete, entdeckten die Kontrolleure, dass der Mann nicht nur unökologisch, sondern sogar illegal gearbeitet hatte: „Auf dem Hof standen überall verbotene Hilfsstoffe herum", berichtete einer der Inspektoren. Ein Berner Bio-Bauer machte sich gar, wie Recherchen ergaben, der Tierquälerei schuldig: Im September 1996 mussten die Verbandsinspektoren auf dem Hof des Kollegen 15 Kühe befreien. Viele waren unterernährt, einem Jungrind war der Strick am Hals eingewachsen. Ein Tier musste gar umgehend eingeschläfert werden.

Der etwas nachlässige Umgang mit den Bio-Prinzipien ist freilich keine Schweizer Spezialität. Selbst der renommierte Öko-Pionier und Babynahrungshersteller Hipp geriet wegen fragwürdiger Kontrollpraktiken bei Bananen in die Schlagzeilen (siehe Kapitel 5).

Der Öko-Anwalt Hanspeter Schmidt räumte im *Kritischen Agrarbericht 2000* ein, dass es auch bei den deutschen Ökoverbänden „schwarze Schafe in den eigenen Reihen" gäbe.

Allerdings seien die Überprüfungen der Betriebe im Rahmen des Öko-Prüfsystems „vergleichsweise streng", und häufig seien Verstöße bei Anbietern festzustellen, die sich dem Öko-Kontrollsystem nicht angeschlossen haben, also keine „echten" Bio-Anbieter sind, aber auf ihren Produkten den Anschein erwecken, es handle sich um Öko-Ware.

Die Betrügereien bei den „echten" Bio-Anbietern sind also eher eine Randerscheinung. So waren nur bei 45 von insgesamt 3670 Betrieben die Mängel so schwerwiegend, dass BioSuisse ihr Label verweigert hat. Sie deuten allerdings darauf hin, dass eine gewisse Annäherung stattfindet: Zu den Biopionieren, den Nährständlern mit besonders hohem moralischem Anspruch, gesellen sich bauernschlaue Kollegen, die vor allem an den höheren Erlösen interessiert sind.

Marktanteilsmäßig und auch nach Zahl der Betriebe bilden die Bio-Bauern allerdings immer noch eine Randgruppe, und so fallen auch die moralischen Verfehlungen nicht so sehr ins Gewicht. Die Lumpereien der Bio-Betrüger sind nach wie vor Peanuts, verglichen mit den Gepflogenheiten im globalen Agro-Business.

Der Vorsprung der etablierten Agrarier ist nach wie vor gewaltig, auch bei Betrügereien und krummen Geschäften.

3.

Dunkle Ställe

Legal, illegal: In den Grauzonen der Lebensmittelproduktion
Wie schwäbische Blasmusiker einmal einen Sauerkrautfälscher ent-
tarnten / Die Schleichwege der Fleischmafia: Über verschlungene
Wege ins Supermarktregal / Gefährliche Arzneien: Warum der Bauer
nicht immer weiß, was seine Kälber futtern

Die Blasmusik gilt als volkstümlich, ja bodenständig. Moderne Blasmusiker aber kommen herum in der Welt, sie reisen auch in ferne
Länder. So kamen schwäbische Blasmusiker einst auf einem Ausflug
bis Ungarn. Dort besichtigten sie, zwischen ihren Auftritten, eine Sau-
erkrautfabrik im Städtchen Véces.
Zu ihrer großen Überraschung sahen sie dort ganze Paletten voller
Sauerkrautdosen mit deutschem Etikett. Und weil die Musikanten
aus dem Städtchen Winnenden bei Stuttgart kamen, kam ihnen der
Hersteller sehr bekannt vor: Auf den Dosen mit dem Ungarn-Kraut
prangte groß der Name Manz. Der war den Schwaben geläufig: Der
Manz war, bis dahin, als Hersteller schmackhaften Krauts von den
Fildern bekannt, jenem ausgedehnten Kohl-Anbaugebiet beim Stutt-
garter Flughafen. „Jetzt wissen wir wenigstens wo's Filderkraut her-
kommt", scherzte damals Erich Hirschmann, der Vorsitzende des
Musikvereins. So ist das aus der *Stuttgarter Zeitung* überliefert.
Leider stieß das eingedeutschte Kraut nicht überall auf solch heitere
Gelassenheit. An der Grenze im bayerischen Bad Reichenhall jeden-
falls stoppte ein Zöllner einen Sauerkrautlaster der Firma Manz

wegen „irreführender Herkunftsangaben auf den Etiketten". Staatsanwälte nahmen die Ermittlungen auf, der Sauerkrautfälscher Hermann Manz wurde angeklagt und zu fünf Jahren und neun Monaten Haft verurteilt, wegen fortgesetzten Subventionsbetrugs in Höhe von insgesamt 2,2 Millionen Euro.

Das war 1988: Ein früher Fall von Fälscherei, der indessen nicht der Letzte bleiben sollte. Denn wo üppige Profite locken, wird geschwindelt, geschmuggelt und betrogen. Wie der Fall des Sauerkrautfälschers Manz zeigt, sind die traditionellen Agro-Industriellen keineswegs mit höherer Moral gesegnet als die neuen Öko-Schwindler. Es scheint eher als ob der herkömmliche Nährstand in Folge längerer Übung und höherer Marktanteile auch bei den nicht ganz legalen Geschäften einen Vorsprung hätte.

Lug und Trug grassieren weltweit, von Tokio bis zum Bodensee. Im Herbst 2001 etwa nahm die Staatsanwaltschaft im oberschwäbischen Ravensburg Ermittlungen auf gegen Obstgroßhändler, die Äpfel aus Polen und Belgien zu Bodensee-Obst umgewidmet und in „größeren Mengen" über mehrere Supermarktketten in Deutschland verkauft haben sollen. Gleichzeitig gerieten drei Raiffeisen-Märkte in Verdacht, nicht zugelassene Pflanzenschutzgifte verkauft zu haben. Besonders pikant: Unter den Ertappten waren auch solche Erzeuger, die das „Herkunfts- und Qualitätszeichen Baden-Württemberg" führten, das strenge Anbauregeln und heimische Herkunft garantieren soll (siehe Kapitel 6).

Legal, illegal, ganz egal: Die Agro-Branche und der Lebensmittelhandel nehmen es mit den Gesetzen oft nicht so genau. Und die Globalisierung erleichtert die krummen Geschäfte.

Im Frühjahr 1996 untersuchten japanische Zollbehörden verschiedene Lieferungen von Makrelen aus Europa. Doch in den Kisten fand sich statt dessen Walspeck, 60 Tonnen insgesamt, der war illegal importiert worden über eine norwegische Briefkastenfirma. Im gleichen Jahr verwandelte sich Wildschweinfleisch aus Polen auf dem Weg in deutsche Supermärkte auf wundersame Weise in Hirsch – zwecks Umgehung eines Importverbots, das wegen der Schweinepest verhängt worden war. Antilopenfleisch wiederum, als solches durchaus schmackhaft, wird schon mal zu Gunsten der Vorlieben deutscher Genießer zu Reh umgewidmet. Zehn Prozent aller Rehkeulen und -rücken, die 1996 bei Routinetests in Baden-Württemberg überprüft wurden, entpuppten sich als Afro-Ware, zum Beispiel Gazelle. Und schon 1994 war eine Firma vom Bodensee aufgeflogen, die 475 Tonnen holländischer und italienischer Äpfel als „Bodensee-Obst" verkauft hatte, der Chef bekam damals elf Monate auf Bewährung.

Eine besondere Rolle spielt, wie sich in solchen Fällen zeigt, häufig die ehrbare Schweiz. Bei mehr als der Hälfte aller Zollbetrügereien mit einem Gesamtumfang von 20 Milliarden Euro waren nach Erkenntnissen von EU-Behörden eidgenössische Firmen beteiligt. Die Schweiz ist, wie die *Neue Zürcher Zeitung* schrieb, „gewissermaßen das ideale Umgehungsland für EU-Zölle".

Doch auch Helvetien selber ist das Ziel von Schmuggelbanden: Im Herbst 1996 flogen illegale Importeure auf, die in einem umgebauten Wohnmobil fast 50 Tonnen Fleisch von Österreich eingeschmuggelt hatten. Die Beilagen kommen bisweilen auf ähnlichen Wegen; so schafften von 1994 bis 1996 kriminelle Händler 2165 Tonnen Gemüse aus Italien ins Land. Die Grenzen sind offenbar so löchrig wie der berühmte Schweizer Käse – der im Übrigen ebenfalls zur Gewinnung krimineller Profite beitragen kann: 1997 musste die Zentrale Schweizerische Vermarktungsstelle 6,2 Millionen Franken an den französischen Fiskus nachzahlen, weil sie zehn Jahre lang Käse falsch deklariert und damit Zölle umgangen hatte.

Die öffentliche Empörung hielt sich in diesen Fällen in Grenzen. Es ist ja auch letztlich egal, ob man Hirsch oder Wildschwein, Antilope oder Reh isst. Und ob Bodensee-Obst besser schmeckt als polnisches oder belgisches, ob es gar gesünder ist, das ist sehr die Frage.

Bedenklicher erscheinen kriminelle Machenschaften, wenn die Gesundheit ins Spiel kommt, und vor allem, wenn die Furcht vor dem Rinderwahn genährt wird durch illegale Einfuhren.

Im Jahr 1997 zeigte sich, wie die illegalen Warenströme zu einer möglichen Gefahr für die Gesundheit werden können. Und es zeigte sich auch, dass im ehedem harmlos erscheinenden Schiebergeschäft internationale Organisationen mit erheblicher krimineller Energie aktiv sind.

Aachener Zollfahnder deckten Anfang des Jahres einen zunächst eher unspektakulären Subventionsbetrug mit ostdeutschen Rindern auf: Sie litten an Leukose, einer für Menschen unschädlichen Blutkrankheit. Ein mit Haftbefehl gesuchter belgischer Viehhändler hatte die Tiere auf dem Papier in hochwertiges Zuchtvieh verwandelt und Subventionen in Höhe von 3,3 Millionen Euro erschwindelt.

Im Sommer 1997 zeigte sich, dass eine unerwartete Verbindung besteht zwischen internationalen Kriminellen und den ganz gewöhnlichen Supermärkten.

Über 2000 Tonnen BSE-verdächtigen britischen Rindfleischs waren illegal, lange bevor die ersten deutschen BSE-Rinder im Fernsehen vorgeführt wurden, auf den europäischen Markt gelangt, belgische Zeitungen berichteten von 10 000 Tonnen, und die Vorsitzende des BSE-Kontrollausschusses im Europaparlament, Dagmar Roth-Behrendt (SPD), meinte gar: „Es könnte noch viel mehr sein." Und sie wusste auch, wer hinter den Schiebereien steht: „Das ist organisierte Kriminalität. Die reicht von Großbritannien über Belgien nach Russland." Eine sehr verschlungene, auf vielen Wegen verdunkelte Verbindung führt allerdings in deutsche Supermärkte. Eine Verbindung, bei der irgendwann die Legalitätsgrenze überschritten wurde. Wie im Falle der Schwindel-Eier schafften es die Kriminellen, die BSE-verdächtige Ware aus der Sphäre des Ungesetzlichen in den seriösen Raum zu befördern, über eine Grauzone, in der nur schwer auszumachen ist, wo die Kriminellen agieren und wo die ehrbaren Kaufleute.

Dass die Supermärkte ihren Nachschub mitunter aus Quellen beziehen, deren Seriosität nicht über jeden Zweifel erhaben ist, erfuhr das Publikum bei dieser Gelegenheit, und auch, dass die Behörden über jene Grauzonen des Lebensmittelmarktes nicht immer im Bilde sind. So ereiferte sich Günter Dickhaut, der Vorsitzender des bayerischen Fleischverbandes ist: „Die in Bonn wissen gar nicht, was die deutsche Fleischmafia treibt." Über 620 Tonnen britischen Beefs waren nach

Deutschland gelangt, über einen Hamburger Importeur. Und plötzlich zeigte sich, welche Warenströme, ansonsten unsichtbar, den Kontinent durchziehen.

Eine Fabrik in Dresden etwa erhielt 67 Tonnen, verarbeitete sie zu Wurst und schaffte die Produktion komplett nach Usbekistan. Zehn Tonnen Briten-Beef verarbeitete ein Betrieb in Bielefeld zu Fleischwurst – und verkaufte sie bundesweit. Ein Unternehmen in Stuhr bei Bremen verarbeitete vier Tonnen zu Labskaus und verkaufte die 8100 Dosen an ein Hamburger Handelsunternehmen. Einen Teil konnten die Behörden noch festhalten, doch 1700 Dosen waren schon an die Supermärkte gegangen.

Die Behörden warnten daraufhin vor diversen Labskaus-Erzeugnissen – von deren Existenz und Vielfalt die Süddeutschen bislang gar nichts wussten: „Original Langbein Labskaus", „Reinekes Labskaus", „Labskaus Exquisit", „Altländer Labskaus", „Uwes Labskaus", „Labskaus zum Krabbenfischer". Immerhin konnten die norddeutschen Labskaus-Erzeuger ordentlich nachweisen, welche Marken möglicherweise Briten-Beef enthielten. Das Fleisch hingegen, das über einen Augsburger Händler in der Frankfurter Großmarkthalle verkauft wurde, war nicht mehr zu identifizieren: Die Würste wurden irgendwie an irgendwen verkauft, die Ware sei, so stellte ein Veterinär aus dem Ministerium fest, „ohne Papiere über die Theke gegangen".

Die „Schleichwege der Fleischmafia", notierte die *Süddeutsche Zeitung*, sind verworren. Es war nicht einmal klar auszumachen, ob das Fleisch direkt aus Großbritannien oder aus Irland oder eher aus Frankreich gekommen war. Vielleicht auch aus den Niederlanden. Dort waren schon im Frühjahr 1600 Tonnen aus dem Vereinigten Königreich gelandet, unter Mitwirkung belgischer Firmen. Denn schon 1994 hatten sich belgische Unternehmen von zweifelhaftem Ruf an illegalen Geschäften beteiligt. Damals war Fleisch aus Osteuropa durch verschiedene Länder gekarrt worden, angeblich, um es nach Afrika zu exportieren. Unterwegs wurde es jedoch gegen Schlachtabfall umgetauscht – den Abfall bekamen dann die Afrikaner, die Europäer das Ost-Fleisch. Ein Konglomerat verschiedener, häufig die Firmennamen und Eigentumsverhältnisse wechselnder Firmen ist, wie die belgische Zeitung *De Morgen* berichtete, auch in den illegalen Handel mit Masthilfsmitteln verstrickt. Die Mafia scheut dabei vor Mord nicht zurück: Der belgische Tierarzt Karel Van Noppen wurde 1995 von einem Berufskiller ermordet, weil er den Hormonhändlern auf die Spur gekommen war. Die Behörden in mehreren europäischen Ländern ermittelten daraufhin gegen die mafiöse Vereinigung, die 1996 über 1000 Tonnen Hormon-Fleisch aus den USA importiert und sich daneben dem profitablen Geschäft mit BSE-verdächtigem britischem Embargo-Fleisch zugewandt hat.

Der Rinderwahn hat, ironischerweise, den großen Vorzug, dass das Publikum regelmäßig staunenswerte Details aus dem Fleischfach erfährt. So fragte die *Süddeutsche Zeitung* Ende Februar 1998 ihre Leser: „Wo zum Teufel steckt Anita?" Sie meinten ein Rindvieh, das, BSE-krank, am 3. Februar 1995 aus der Schweiz nach Bayern gekommen war, zu einer Zeit also, da Deutschland amtlich als „BSE-frei" galt. Das Leben von Anita ist recht genau dokumentiert, so war der Öffentlichkeit beispielsweise bekannt, dass die Kuh von ihrem bayerischen Besitzer in „Maise" umbenannt wurde. Auch blieb ihr Liebesleben nicht verborgen, dank der *Süddeutschen Zeitung*: „Maise zum Beispiel soll bereits drei Monate nach ihrer Ankunft in Bayern ein oberflächliches Techtelmechtel mit dem Bullen Rahan Nr. 60 149 gehabt haben." Auch habe sie, „wie die Papiere sagen, dem Rahan zwei gesunde Buben geboren", jene aber rabenmuttermäßig vernachlässigt, denn schon „wenige Monate nach deren Geburt standen die Zwillinge bereits brutal voneinander getrennt in anderen Ställen".

Das Weltblatt nahm sich der Vorgänge in den Ställen, drei Jahre nach Anitas Einwanderung, deshalb so detailfreudig an, weil im Februar 1998 plötzlich herauskam, dass Anita gar nicht Anita war. Das Schweizer Bundesamt für Veterinärwesen hatte Gehirnproben untersucht und festgestellt, dass das Rind zweifelsfrei BSE-krank, dass es aber „sicher nicht die Anita" war, wie Marc Vandevelde, BSE-Experte an der Universität Bern, sagte. Irgendwie hatte das Tier wohl seine Ohrmarke verloren.

In gewisser Weise hatte der Präsident der Deutschen Landwirt-schafts-Gesellschaft (DLG), Philip Freiherr von dem Bussche, schon Recht, als er im Hinblick auf die Rinderseuche BSE Anfang 1998 meinte: „Gerade über die Tierproduktion wissen die Verbraucher noch viel zu wenig." Ob mehr Aufklärung allerdings die Skepsis im Publikum schwinden lässt, wie Bussche hofft, scheint fraglich, denn die unschönen Praktiken sind ja nicht auf ferne Länder wie Großbri-tannien beschränkt, und nicht nur die mörderische Mafia aus Belgien neigt zu ungesetzlichen Taten. Jene deutschen Höfe, die BSE-Kühe großgezogen hatten, galten oft geradezu als Musterbetriebe moderner „Tierproduktion" – was zeigt, mit welchen Risiken diese Produktions-weise behaftet ist.

Oft sind es auch ganz normale Landwirte, die mit illegalen Praktiken auffallen, und manchmal können sie, so beteuern sie, nicht einmal etwas dafür, dass in ihrem eigenen Stall Verbotenes geschieht. Denn die Agro-Industrie hat, was das Vertrauen nicht direkt befördert, Ver-hältnisse geschaffen, die undurchschaubar sind und kompliziert. Da ist nicht immer klar, wer der Bösewicht ist, wen die Strafverfolger ins Gefängnis stecken können.

Jenes Häuschen im Westfälischen zum Beispiel, in einem Dorf im Landkreis Borken, sieht hübsch aus, wie eines von anständigen Leu-ten. Am Waldesrand ist es gelegen, mit Klinkern verputzt, im Vorgar-ten blühen Blumen und Büsche, eine kleine Sitzgruppe lädt zum Ver-weilen ein. Hier wohnt der Bauer mit seiner Familie. Das Gebäude dahinter ist kaum zu sehen: ein länglicher Bau ohne Fenster, schmut-zig braun. Das sieht weniger wohnlich aus: Es ist der Stall, hier leben die Kälber. Von ihnen ist indessen nichts zu sehen; sie sind einge-sperrt in dauernder Dunkelhaft, dicht an dicht in kleinen Boxen.

Den Behörden ist das unauffällige Anwesen ein Begriff: Bei Kontrollen fiel auf, dass die Kälber aus diesem Stall mit einem illegalen Medika-ment behandelt worden waren, einem hoch wirksamen Breitbandan-tibiotikum. Bei Menschen wird es nur im äußersten Notfall einge-setzt, bei Typhus etwa oder Hirnhautentzündung. Denn das Mittel hat, zumindest bei empfindlichen Leuten, erhebliche Nebenwirkungen. Es kann gar, in extremen Fällen, zum Tode führen. Die Schätzungen schwanken, wie viele Menschen zu den Empfindlichen zählen. Manche Mediziner meinen, einer unter 10 000 Einwohnern, andere sagen, einer von 200 000.

Das Medikament namens Chloramphenicol (CAP) kann die Bildung von roten Blutkörperchen im Knochenmark stören und die so genannte aplastische Anämie auslösen. Neugeborene, die das Präparat nicht abbauen, können am so genannten „Grey-Syndrom" erkranken: Sie färben sich grau und sterben im ungünstigsten Fall an Herz-Kreislauf-Versagen. Überdies steht CAP im Verdacht, Föten im Mutterleib sowie das Erbgut zu schädigen. Die Weltgesundheitsorganisation hat in einer Studie zahlreiche Fälle dokumentiert, in denen das Arzneimittel unheilvolle Folgen hatte: Eine 73-jährige Frau, die lediglich am Auge behandelt worden war, starb binnen zwei Monaten. Ein Patient erkrankte, 23-jährig, nach zwölf Tagen in Folge der CAP-Behandlung an aplastischer Anämie und starb wenig später. Ein sechsjähriges Mädchen bekam vier Tage lang die tückische Arznei, erkrankte unmittelbar darauf an aplastischer Anämie und ein halbes Jahr später an Leukämie.

Zwar sind diese schrecklichen Folgen nach direkter Behandlung mit dem Medikament eingetreten. Doch wissen die Ärzte nicht, welche Dosis welche Wirkungen hat. Deshalb ist auch völlig unklar, ob auch Reste von CAP in Lebensmitteln wie etwa Fleisch ähnlich gravierende Auswirkungen zeitigen können. Die Europäische Union hat deshalb beschlossen, dass Lebensmittel keinerlei Rückstände davon enthalten dürfen, weil sie „in jeder Konzentration eine Gefahr für die Verbraucher darstellen".

Den Landwirten fiel der Abschied von dem nunmehr zum Tabu erklärten Mittel dennoch schwer. Sie gaben es ihren Tieren gern im Winter, gegen Erkältungsfolgen wie Bronchitis. Auch nachdem das Verbot im August 1994 in Kraft getreten war, wurden immer wieder Spuren davon gefunden: im ersten Halbjahr 1995 in Kalbsproben, in Fleisch von Rindern, Schafen, Kühen, Schweinen. Bei bundesweiten Routineuntersuchungen waren 15,6 Prozent aller Kalbfleischproben

CAP-positiv, bei Schweinen, die in hessischen Schlachthöfen untersucht wurden, immerhin 8,3 Prozent, in Schleswig-Holstein gar 19,4 Prozent. Und selbst im Januar 1996 waren bei Stichproben noch zehn Prozent der Kälber belastet. Deutschlands oberste Verbraucherschutzbehörde, das Berliner Bundesinstitut für gesundheitlichen Verbraucherschutz und Veterinärmedizin, schlug Alarm, nachdem sie die „breit gestreute missbräuchliche Anwendung" festgestellt hatte, und warnte vor der „nicht auszuschließenden Gesundheitsgefährdung" der Verbraucher. So ist es nicht ganz einfach, ein aufgrund von Gesundheitsgefahren erlassenes Verbot auch durchzusetzen. Zum einen liegt es an der Globalisierung, die dazu führen kann, dass von anderswo Ungesundes an Lebensmitteln importiert wird: So musste der Billigsthändler Aldi Anfang 2002 tiefgefrorene Garnelen aus China zurückrufen, weil sie eben jenes Chloramphenicol enthielten. Zum anderen aber fehlt den Erzeugern oft auch ein gewisses Verständnis für die Bedürfnisse der Verbraucher. Staatlicher Gift-Bann stößt auf Unmut – denn das Gift ist dem Landwirt schließlich eine große Hilfe. Ähnliches gilt für Antibiotika wie Chloramphenicol: Viele Landwirte waren von dem Bann gegen die bewährte Medizin nicht sehr begeistert. Franz B., Bauer aus Westfalen: „Chloramphenicol war eins von den besten Medikamenten, die's gab. So was nehmen die vom Markt. Die sind ja bekloppt."

Franz B. sieht nicht sehr gesund aus, er hat fleckige Haut, Übergewicht. Sein Wohnzimmer ist, selbst im Winter, oft abgedunkelt. Auch seine Kälber leben dauernd im Dunkeln. Als nach dem Verbot in seinem Stall 50 Proben positiv waren, wurden gleich 500 Kälber abtransportiert. Dabei fühlt er sich gar nicht unbedingt verantwortlich, denn bei ihm kommt jede Woche ein Lastwagen aus Holland und bringt Futtermittel fürs Vieh: Franz B. ist ein so genannter Lohnmäster, vermietet gewissermaßen nur die jeweils eineinhalb Quadratmeter, auf denen ein Kalb steht.

Das ist hier im Westfälischen, nahe der holländischen Grenze, häufig so, sagt ein anderer Bauer. Johannes K., der auch nicht wirklich so heißt, ist ein freundlicher, älterer Herr aus dem Nachbardorf, dessen

Kälber ebenfalls CAP im Blut hatten. Er selbst, sagt K., könne aber nichts dafür: „Wir kriegen die Kälber gebracht, wir kriegen das Futter gebracht, und wir kriegen die Medikamente gebracht." Auch die Tier- arztrechnungen werden über Holland abgewickelt. Ganz in der Nähe, an der Bundesstraße, hat die holländische Firma eine Filiale. Die ist meist verwaist. Leben kehrt vor allem dann ein, wenn die Kälber hier umgeladen werden. Wenn die holländischen Tiere dann im Westfäli- schen gemästet worden sind, mit holländischem Futter, holländi- schen Medikamenten, nach holländischen Regeln, dann hat sich ihre Staatsangehörigkeit übrigens wundersam geändert: „Dann sind das praktisch Deutsche", sagt der zuständige Veterinär von der Arzneimit- telüberwachung in der nahen Kreisstadt.

Die Verhältnisse sind ziemlich kompliziert geworden im Nährstand. Der Bauer wohnt wohl noch auf dem Lande, er ist auch noch irgend- wie erdverbunden. Doch für sein Tun übernimmt er nur noch beschränkte Haftung. Er ist nicht mehr der Bauer, der im Märzen sein Rösslein einspannt, der fest verwurzelt ist mit seiner Scholle. Er ist oft nur noch ein Rädchen im agro-industriellen Komplex, einem welt- umspannenden Business, das Tiere und Pflanzen „produziert" statt Waschmaschinen und Autos. Und das äußerst effektiv: Kaum ein Industriezweig hat seine Produktivität so gesteigert wie die Agro- Industrie. Die europäische Landwirtschaft hat ihre Erträge der Rin- derhaltung in den letzten 40 Jahren verdoppelt, die Weizen- und Schweineproduktion verdreifacht, die Maisernte gar um das 13fache erhöht. Ein einziger Landwirt ernährt heute, kaum vorstellbar, über hundert Menschen. Sein Tun ist daher von allergrößtem Nutzen.

Bedenklich ist indessen, wenn er für sein Handeln keine Verantwor- tung mehr übernehmen kann, wenn er nicht mehr Herr ist im eige- nen Haus, keine Kontrolle hat über das, was im Stall passiert. Denn in der Hightech-Landwirtschaft hat der Bauer eine Bedeutung, die er früher nie hatte. Er wirkt auf seine Umwelt ein wie nie zuvor in der Geschichte und richtet dabei wachsenden Schaden an. Sein Tagwerk wird mehr und mehr zum Risiko, für die Umwelt, für die Gesundheit der Tiere, und oft auch für die Gesundheit der Menschen.

4.

Süßer Mist

Die Hochrisiko-Landwirtschaft

Offene Wunden und eine schleichende Persönlichkeitsveränderung:
Die Wirkung der rätselhaften Algen / Wie kommt das Geflügelvirus zu
den Pinguinen am Südpol? / Weshalb der muskelstarke Eber im Stall
bloß den Animateur spielt / Die Hamburger-Epidemie in Amerika

Howard Glasgow zeigte seltsame Persönlichkeitsveränderungen. Er
wurde immer vergesslicher, unerklärliche Stimmungsschwankungen
bemächtigten sich seiner, mitunter hatte er Wutausbrüche aus nichti-
gem Anlass.

Die Gründe lagen anfangs völlig im Dunkeln. Glasgow war damals
37 Jahre alt und Wissenschaftler an der North Carolina State University
im US-amerikanischen Raleigh. Die merkwürdigen Symptome began-
nen im Jahre 1993. Wenn ihn seine Frau Aileen morgens, bevor er ins
Büro ging, bat, doch Milch mitzubringen, hatte er abends nicht nur die
Milch vergessen, sondern auch das morgendliche Gespräch. Das war
indessen kein Zeichen für eine neue Lässigkeit im Leben des peniblen
Wissenschaftlers, sondern ein Merkmal jenes schleichenden Wesens-
wandels. Wenn er abends spät nach Hause kam, weckte er schon mal
seine Frau auf und erregte sich über ein „nicht ordnungsgemäß aufge-
wickeltes" Staubsaugerkabel. Hinzu kamen körperliche Reaktionen: Er
bekam Kopfschmerzen und Hautausschläge, ihm wurde schwindlig.
Schließlich kamen noch Infektionen dazu, offene Wunden am ganzen
Körper von bis zu zwei Zentimetern Durchmesser.

Glasgow arbeitete damals an der Erforschung einer aggressiven Alge. Und diese war, wie sich bald herausstellte, mit einiger Sicherheit der Auslöser seines Leidens.

Denn als er im Dezember 1993 ein Aquarium öffnete, in dem eine Algenkolonie schwamm, spritzte Wasser auf seine Unterarme. Sofort begann dort die Haut zu brennen, es folgte ein heftiger Ausschlag.

Das war das Letzte, woran er sich später erinnern konnte. Er verließ das Büro, irrte stundenlang in der Stadt herum, kam, wie er sagte, „wie im geistigen Nebel" zu Hause an. Am nächsten Morgen erschienen ihm die Buchstaben in der Zeitung wie Hieroglyphen.

Weil Fische in der nahen Bucht massenhaft starben und Fischer von ähnlichen Symptomen berichteten wie der junge Wissenschaftler, wurde von Kollegen der Universität die Alge *Pfiesteria piscida* als Krankheitsauslöser identifiziert. Die Forscher fanden auch bald heraus, weshalb sich die Alge so vehement ausbreitete: Sie hatte Nahrung im Überfluss – dank der Abwässer aus der industriellen Schweineproduktion. Mit zehn Millionen Schweinen liegt der US-Staat North Carolina auf Platz 2 der US-Produktionsstatistik. Und nicht nur die Küsten wurden überdüngt, auch die Felder: 9,5 Millionen Tonnen Gülle jährlich trieben die Nitratbelastung der Trinkwasserbrunnen so in die Höhe, dass 30 Prozent von ihnen, lägen sie in Deutschland, wegen Grenzwertüberschreitung stillgelegt werden müssten.

Die Behörden allerdings waren, trotz wissenschaftlicher Nachweise und massiver Petitionen von Betroffenen, nicht bereit, den Agro-Ausstoß als Ursache für die Algenverseuchung der Küste anzuerkennen: „Fische sterben aus allerlei natürlichen Gründen", so die Einschätzung offizieller Stellen.

Der Fall, über den die *New York Times* und die deutsche Zeitschrift *mare* in ausführlichen Reportagen Anfang 1997 berichteten, ereignete sich in den USA. Doch auch in Deutschland und Europa mehren sich Nachrichten über die schädlichen Nebenwirkungen der Agro-Industrie.

Die Landwirtschaft, eigentlich berufen Leben zu erhalten, Lebensmittel zu erzeugen, richtet sich, in ihrer industrialisierten Form, mehr und mehr gegen das Leben. Die aggressive Form der Naturausbeutung richtet die Natur zugrunde.

In den Augen des Publikums wird die Agro-Branche gar zu einer mörderischen Branche. Dafür sorgen jene Bilder von Kühen, die in Brennöfen verenden, ungenießbar geworden, ein lebensgefährliches Risiko, wie viele glauben. Von Schweinen, die vieltausendfach getötet und von Baggern abtransportiert werden, von gequälten Hühnern, Hähnchen, Puten. Ein krankes System, das mehr und mehr Krankheiten produziert und sich, ironischerweise, zuletzt auch gegen sich selber richtet.

Denn wie in der Autoindustrie, war die Steigerung der Produktivität im Nährstand nur unter heftigem Einsatz von Maschinen und Energie möglich. Der Einsatz von Strom, Benzin und Diesel hat sich in der Landwirtschaft von 1950 bis 1990 verfünffacht. Die Agro-Industrie befindet sich, als Klimaschädling, in bester Gesellschaft mit Kraftwerken, Großindustrie und Verkehr. Bei Distickstoffoxid, einem Treibhausgas, ist die Landwirtschaft in Deutschland mit 86 000 Tonnen zu 40 Prozent am Gesamtausstoß beteiligt (Stand: 1994). Der Stoff heißt, volkstümlich, Lachgas. Besonders viel Lachgas produzieren nach einer Studie der Universität Göttingen stark gedüngte Kartoffeläcker: Kippt der Agrarier dort 150 Kilo Dünger auf einen Hektar, strömen davon 25 Kilo Lachgas in die Luft. Das trägt zwar nur sechs Prozent bei zu den 1,1 Milliarden Tonnen an Treibhausgasen. Aber es hält sich besonders gut in der Atmosphäre: 120 Jahre.

Die deutschen Landwirte richten durch den Einsatz von Pestiziden auch erheblichen materiellen Schaden an. Die 30 000 Tonnen an Giften, die alljährlich in Deutschland gegen Unkraut, Pilze und Schädlinge versprüht werden, verursachen nach einer Studie des Agrarökonomen Hermann Waibel im Auftrag des Bundeslandwirtschaftsministeriums einen Folgeschaden von 128 000 Millionen Euro, unter anderem durch die Vergiftungen bei Honigbienen oder die Wiederaufbereitung des belasteten Trinkwassers.

„Hochrisiko-Landwirtschaft" nennt dies Bertrand Hervieu, Forschungsdirektor am Centre d'études de la vie politique français (Cevi-

(Süßer Mist

pol) in Paris. In einem Aufsatz im *Kritischen Agrarbericht 1997* fordert er, das „Agrarmilieu" solle endlich die Folgen seiner riskanten Unternehmungen beachten und, beispielsweise, „die Frage der Trinkwasserversorgung nicht einfach ignorieren".

Denn beim Nitratausstoß ist die Landwirtschaft einsame Spitze: 82 Prozent aller Nitratgaben in den Böden stammen vom Kunstdünger. Hinzu kommt: Gift. Nach einer Statistik der Welternährungsorganisation FAO wurden 1995 weltweit für 24 Milliarden Dollar Schädlingsbekämpfungsmittel und für 29 Milliarden Dollar Pestizide verkauft. Das verteilte sich überall auf dem Globus: 100 000 Tonnen beispielsweise lagern als bedrohlicher Giftmüll in den Entwicklungsländern. In mühevoller Kleinarbeit müssen die gefährlichen Chemikalien beseitigt werden. 1997 haben FAO-Trupps damit begonnen, in Sambia und auf den Seychellen 370 Tonnen Pestizid-Gifte zu beseitigen und zur Verbrennung nach Europa zu bringen.

Die Pestizide greifen nicht nur die Schädlinge an, die Pflanzen bedrohen. Sie töten auch Tiere: Im Staat New York etwa starben plötzlich 95 Prozent aller Hummer. Ursache, so das Wissenschaftsmagazin *New Scientist* im Jahr 2000, waren: Pestizide. Die Gifte können auch zu einer Gefahr für die Menschen werden. Und sie sind häufig in Lebensmitteln anzutreffen: so fanden Analytiker, vom Magazin *Stern* beauftragt, im Sommer 2001 in 30 Prozent der untersuchten Erdbeeren Pestizidrückstände. Mindestens 5,6 Prozent aller Krebsfälle seien in seinem Land auf die so genannten Pflanzenschutzmittel zurückzuführen, meint der belgische Krebsforscher Eric Pluygers in einer Studie für den Deutschen Naturschutzring. Die Agro-Lobby hielt allerdings dagegen. Die Zahlen seien „schlichtweg falsch", konterte das Institut für Landwirtschaft und Umwelt: Die Pflanzenschutzmittel würden vor der Zulassung eingehend getestet.

Dabei verteilen sich die Gifte rund um den Globus, selbst menschenleere Gebiete fernab landwirtschaftlicher Hochrisikogebiete sind betroffen, bis hin zur Arktis. Nach Messungen im Rahmen des „Arctic Monitoring and Assessment Programme" sind die Bewohner der Nordpolregion sogar Mitteln ausgesetzt, die in vielen Industrielän-

(Alles bio oder was?

dern längst verboten sind, DDT und Lindan beispielsweise. Kinder dort sind mit bis zu zehnmal so hohen Konzentrationen dieser Gifte belastet wie ihre Altersgenossen in den südlichen Zonen Europas. Bei Eisbären, Fischen und Vögeln wurde Konzentrationen gemessen, die zu Immunschäden und Fortpflanzungsstörungen führen können.

Das andere Ende der Welt, der Südpol, bekommt ebenfalls die Folgen der Turbo-Landwirtschaft zu spüren: Pinguine sind dort neuerdings durch ein Geflügelvirus bedroht, das „Infectious Bursal Disease Virus". Der Erreger ist, so das Wissenschaftsmagazin *Nature* im Mai 1997, „in der Geflügelindustrie der nördlichen Hemisphäre fast überall verbreitet". Geflügelabfälle sind, vermutet das Magazin, die Quelle für die Konzentration in der Antarktis. Vögel könnten das Virus weiterverbreitet haben, in der Südpolregion wurde es vermutlich durch Menschen eingeschleppt. Besucher der Pinguinkolonien dort unten, Wissenschaftler und Touristen, müssen sich deshalb fortan vor Betreten des Eises saubere Stiefel anziehen und frische Kleidung.

Von einer Trendwende ist nicht viel zu spüren. Bei Agro-Ausstellungen wie der weltgrößten Landwirtschaftsschau, der Messe „Euro-Tier" in Hannover, sind die Zukunftstrends zu besichtigen: riesige, mehrstöckige Hühnerkäfigbatterien, Ausbrütmaschinen, Schlachtanlagen fürs Federvieh, an denen zu Demonstrationszwecken halb ausgeweidete Plastikhühner hängen. Auch lebende Objekte sind zu sehen, zu riechen, zu hören.

Dieser Eber beispielsweise. Schon von weitem ist er zu orten, dank seines unschönen Duftes. Dann ist das Schwein zu hören, es quiekt erbärmlich. Schließlich ist der Eber zu sehen: In seinem Schau-Stall steht er, fast unbewegt. Er ist eigentlich kein Schwein, sondern ein überlanger Kotelettstrang, der auf Schweinshachsen steht. Hinten zeigt er zwei ausgeprägte Ausbeulungen, den Hinterschinken. Das ist kein Tier eigentlich, sondern ein lebendes Rohstofflager für Fleischwaren.

Zumindest die Fleischwarenhersteller erfreuen sich an diesem Wesen. Das Pietrain-Schwein ist, laut Prospekt, „augenblicklich die begehrteste Schweinerasse der Welt". Eigentlich ist das Tier eine belgische Konstruktion, aber auch der deutsche Zuchtverband Nord-

West hat diverse Exemplare im Angebot, die sind laut Prospekt „groß-rahmig und lang", mit „ausgeprägter Bemuskelung". Wer den als Super-Samenspender nicht möchte, kann auch einen anderen Mar-ken-Eber nehmen, etwa den „PIC-Hybrideber 416". Der ist „sprungge-testet", zudem „vital und deckfreudig". Angeboten wird dieses stan-dardisierte Schwein von der Firma PIC, sie ist nach eigenen Angaben mit 130 000 verkauften Jungsauen der Marktführer in Deutschland. Weltweit verkauft der Zuchtkonzern mit Zentrale im britischen Oxfordshire 1,6 Millionen Hybridsauen und -eber im Jahr – modern, marktgerecht, eingebunden in die „internationale Arbeitsteilung" des Unternehmens.

In der arbeitsteiligen Schweineproduktion hat natürlich auch der Eber seinen Platz und seine Aufgabe. An zärtliche Techtelmechtel mit Schweinedamen ist dabei allerdings nicht im engeren Sinn zu den-ken. Der Eber hat eher einen Fabrikjob. In den „Intensivdeckzentren" beispielsweise ist er unentbehrlich, denn „ohne Eber läuft im Deck-zentrum nichts", wie die Zeitschrift *top agrar* anlässlich eines Tests von solchen Deckstationen schrieb. Allerdings muss der Eber selber seinen Trieb dämpfen, er hat eher die Rolle eines Animateurs für die rauschigen Schweinedamen, so *top agrar*. „Der Eber verfolgt den Ablauf sehr interessiert und unterstützt durch Geruch und Geräusche die problemlose Besamung." Die allerdings übernimmt dann der Bauer, er komme von hinten durch die „Besamungstür". Das Verfah-ren verhindert, dass nervöse Industrie-Eber beim Akt kollabieren, denn viele vertragen keine Aufregung mehr.

Die Besamung mit Spritze ist auch schön billig: 6,20 Euro netto pro Portion, Variante Pietrain, „schon ab der 4. Tube" gibt es Rabatt, jedenfalls bei der Sperma-Firma GFS Ascheberg Rees, einer „Genos-senschaft zur Förderung der Schweinehaltung".

Die kleinen rosa Ferkel, die so gezeugt werden, erwartet, im Massen-stall, kein schönes Leben. Manche sind sogar schon kurz nach der Geburt in Lebensgefahr: In den Gebieten, in denen die Schweinepest wütet, müssen auch kerngesunde Ferkel vorbeugend getötet werden, zusammen mit den erwachsenen Tieren.

Die Seuche wütet jetzt regelmäßig in Europa, und regelmäßig müssen Schweine massenhaft getötet werden. 48 000 Schweine waren es Anfang 1997 in der Gegend von Paderborn, 12 000 in Niedersachsen im Februar. 100 000 wurden in jener Zeit insgesamt in Ostwestfalen-Lippe getötet, in Bayern 1269, in Italien 2100. Manches Mal gehen die Exekutionen in die Millionen: 1,6 Millionen Schweine mussten 1993 bis 1995 in Niedersachsen getötet werden, an die zehn Millionen seit Ausbruch der Seuche 1997 in den Niederlanden – der größte Massenmord in der Geschichte der industrialisierten Tierhaltung. Ein Drittel des niederländischen Staatsgebietes ist damals zur Sperrzone erklärt worden: „Hier darf keine Wutz mehr aus dem Stall", berichtete der *Spiegel* im Frühsommer 1997. Und das Blatt kannte auch die Symptome: „Die Schweine fangen an zu husten und zu fiebern, ihre Ohren laufen blau an, bald darauf sind sie tot."

In den Niederlanden leben 15 Millionen Menschen und 14,5 Millionen Schweine. Wenn es nach den Gesetzen der Natur ginge, bräuchten die Tiere statt zwei Millionen Hektar landwirtschaftlicher Fläche das Siebenfache an Platz, damit Futter für sie angepflanzt und ihre Gülle als Dung entsorgt werden könnte. Dank Futterimport und Gülleexport kann das Land dennoch Schweinerekordler werden.

Das hat auch unschöne Seiten: In manchen Gegenden im Süden an der Grenze zu Belgien stinkt die Massenproduktion so zum Himmel, „dass selbst der Reisende auf der Autobahn nur mit zugehaltener Nase passieren kann", wie der Reporter der *Neuen Zürcher Zeitung* beobachtet hat.

Die millionenfache Pest stellte die Produzenten und Behörden vor tötungstechnische Probleme: Manche Tierärzte mussten fließbandmäßig mit der Giftspritze hantieren. Mobile Elektro-Exekutionsanlagen tourten durchs Land, 24 Tierkörperbeseitigungsanlagen in Holland, Belgien und Deutschland nahmen die Kadaver zur End-Sorgung auf.

Verantwortlich für die Schweine-Apokalypse ist die Massenproduktion, da waren sich die Experten einig. Der „Ferkeltourismus" quer durch Europa, die von den Tierproduktionskonzernen gepriesene

(Süßer Mist

Arbeitsteilung, die Enge in den Ställen und die Häufung von Tierfabriken in einer Region begünstigen die Ausbreitung der Seuche.

Wie die riesige Epidemie aber ihren Anfang nahm, darüber rätselten die Experten. Vermutlich standen britische Soldaten am Anfang der Kette, die in Deutschland Dosen mit chinesischem Wildschwein verzehrten. Die Reste wurden nach dieser Theorie ans Borstenvieh verfüttert, von Paderborn aus kam der Erreger dann ins holländische Limburg. Einer anderen Legende zufolge seien baden-württembergische Ferkel schuld gewesen, die gen Norden tourten. Es könnte aber auch ganz anders gewesen sein, mutmaßte Jos Noordhuizen, ein niederländischer Professor für Viehhaltung: „Ein Lkw-Chauffeur, der in Estland mit dem Virus in Berührung kam und hier seinen ungewaschenen Overall im Stall liegen lässt, kann hier den Ausbruch von Schweinepest verursachen." Hat die Pest erst einmal das Zentrum der Schweinefabrikation erreicht, kann sich das Virus leicht über die Ställe verteilen: „Mühelos", so schrieb der *Spiegel*, „breitet sich der Erreger von Stall zu Stall aus, vom Züchter zum Mäster, er klebt an Gummistiefeln, Autoreifen und Händen, und vielleicht fliegt er auch durch die Luft."

Die regelmäßig auftretende Pest sollte ein Lehrstück sein: Die Massenfabrikation bringt sich regelmäßig selbst zum Erliegen, sie produziert in unregelmäßigen Abständen nicht Nahrung, sondern bloß totes Fleisch, ungenießbar. Denn 1998 ging es im gleichen Stil weiter: Gleich im Januar mussten im größten deutschen Schweinebetrieb in Mecklenburg-Vorpommern über 60 000 Tiere getötet werden, über 900 000 in Spanien. Der zuständige niederländische Landwirtschaftsminister van Aartsen wollte daraus die Konsequenzen ziehen und den Schweinebestand um ein Viertel reduzieren. Die Massenproduktion sei für ihn, wie er 1997 auf dem Höhepunkt der Pestepidemie sagte, der „Prototyp eines Sektors, der alle Proportionen gesprengt hat". Eine wenigstens mäßige Verschlankung, ja eine artgerechtere Neuorientierung sei nötig, zumal die Massenproduktion „über kurz oder lang ohnehin vor dem Aus stünde". Womöglich stößt der Minister da auf Probleme. Zur Pressekonferenz kam er vorsichtshalber unter Polizeischutz. Denn die Schweinefabrikanten zeigten sich bislang nicht sehr einsichtig. „Die Viehzüchter praktizieren einen offenen Boykott der staatlichen Auflagen und verweigerten im vergangenen Jahr beispielsweise eine Registrierung des Schweinebestandes", berichtete die *Neue Zürcher Zeitung* im Juli 1997. Einige neigten gar, so die NZZ, zu „perversen Reaktionen", hätten gesunde Tiere angesteckt, „um in den Genuss der Aufkaufprämien zu kommen". Die Pläne zum Bestandsabbau mussten dann auch „unter dem Druck der Bauern-Lobby" (NZZ) auf 20 Prozent reduziert werden.

Manche Kritiker meinten, den Agro-Fabrikanten sei die zyklisch auftretende Pest sogar ganz willkommen. Denn irgendwie hat sie ja auch ihr Gutes: Sie sorgt für Verknappung und steigende Preise. Wenn Millionen von wohlgemerkt vollkommen gesunden Schweinen auf den Müll kommen, lässt sich der verbleibende Rest teurer verkaufen.

Vielleicht denken die Schweineproduzenten nicht ganz so zynisch. Aber sie leben ganz gut damit. Laut dem im Februar 1998 veröffentlichten Agrarbericht der deutschen Bundesregierung haben die Schweine-Industriellen (im Agrarbericht als so genannte „Bauern" bezeichnet) im Schweinepest-Jahr 1997 ihre Erlöse um 15 Prozent gesteigert. Im BSE-Jahr 2001 steigerten sie ihren Gewinn um 17,7 Prozent, so der *Agrarbericht 2002.*

Für das Publikum ist dies ein absurdes Phänomen: Eine industrielle Branche produziert mit derart riskanten Methoden, dass regelmäßig der Totalausfall ganzer Produktionschargen eintritt. Die fabrikneuen Erzeugnisse landen auf dem Müll, weil die Hersteller nicht in der Lage sind, ihren Produktionsprozess störungsfrei zu organisieren.

Wenn Opel, Porsche oder Daimler-Benz regelmäßig ganze Güterzüge voller nagelneuer, glänzender Astra, Boxster oder S-Klasse-Limousinen aufgrund von Produktionsmängeln verschrotten müssten, dann würden die verantwortlichen Auto-Manager in die Wüste geschickt und in den abendlichen Tagesthemen noch Hohn und Spott über sie ausgekippt. Die Agro-Manager genießen hingegen öffentliche Unterstützung (siehe Kapitel 11), lassen sich den Produktionsausfall aus der Staatskasse bezahlen und freuen sich über glänzende Profite.

Der Schnitzelfreund neigt angesichts solchen Gebarens zum Vegetarismus oder gar zu radikalen Lösungen. Ein Leser der *Frankfurter Rundschau* jedenfalls empfand „Wut von besonderer Qualität" nach Lektüre der Berichte von der Schweine-Front und schlug in einem Leserbrief vor, „zur Ausrottung der Seuche die Erzeuger dieser Krankheiten sowie deren Förderer vom Markt zu nehmen". Die Welternährungsorganisation FAO drückt sich vornehmer aus: „Zu dichte Viehbestände" bildeten, so die FAO Anfang 1998, „einen gefährlichen Nährboden für Krankheiten", besonders in Belgien, den Niederlanden und Norddeutschland. „Die Behörden sollten Initiativen bilden, um die Bestandsdichte zu verringern", forderte die Organisation.

Das wird wohl ein frommer Wunsch bleiben. Denn die staatliche Förderung mangelhafter Produktion scheint nachgerade zum Prinzip geworden zu sein in der Agrarpolitik, nicht nur bei den Schweinen. Auch wer Kühe und Kälber produziert, die niemand will, weil drohender Rinderwahn die Lust auf Lende lähmt, muss sich ums Einkommen nicht sorgen, schließlich kauft der Staat die überschüssige Ware für gutes Geld auf. „Die Bauern sind froh, wenn ihre Kühe BSE haben. Das macht sie reich", sagt ein Vertreter des britischen Landwirtschaftsministeriums laut *Spiegel*.

„Die BSE-Krise", so die *Frankfurter Allgemeine Zeitung*, „rührte an eine neue Schicht des Grauens, eröffnete allen, die es nicht wissen wollten, die Perversionen moderner Lebensmittelproduktion." Im Rinderwahnsinn sah das Blatt gar „die apokalyptischen Reiter einer Zivilisationskrise" galoppieren. Der Wahnsinn aber, das unnötige Vernichten, scheint zum Prinzip geworden. „Das BSE-System", so nannte die *Frankfurter Rundschau* die Praxis, Lebensmittel zu vernichten, anstatt sie zu essen, Leben zu erzeugen, um es zu zerstören.

60 Millionen Küken müssen alljährlich allein in Deutschland ihr Leben lassen, weil sie das falsche Geschlecht haben: Weibliche Küken müssen sterben, weil sie für die Mast in Hähnchenfabriken das falsche Geschlecht haben. Umgekehrt werden die Männchen gemeuchelt, weil sie als Legehennen nicht eingesetzt werden können in den Eierfabriken.

Viele Fabriktiere verenden allerdings noch bevor sie getötet werden (müssen). Nach Berechnungen des Veterinärmediziners Professor Heiner Sommer starben im Jahr 1984 noch 2,8 Prozent aller Schweine an Krankheiten oder Schwäche, bevor sie überhaupt in die Schlachterei gelangten, 1995 waren es 3,6 Prozent – insgesamt 700 000 Schweine.

Das Fabriksystem produziert nicht nur Tod und Krankheit, sondern auch jede Menge Mist. Die Zentren der Industrieproduktion ersticken schier daran. In Niedersachsen etwa ist die Agro-Industrie nach dem Automobilbau der wichtigste Erwerbszweig. Allein die Region Südoldenburg, in der 0,3 Prozent der deutschen Bevölkerung leben, erzeugt neun Prozent aller Mastschweine, 13 Prozent aller Masthähnchen, 20 Prozent der Eier und über 30 Prozent der Mastputen. Ein einträgliches Gewerbe, bei dem die Wertschöpfung pro Beschäftigtem mit bis zu 45 000 Euro weit über dem produzierenden Gewerbe mit 30 000 Euro liegt.

Viel Kleinvieh macht viel Mist. Während sich die Hühnerbestände zwischen 1950 und 1994 versechzehnfachten, nahm die landwirtschaftliche Nutzfläche nur um etwa 25 Prozent zu. Auf dieser drängten sich zudem noch sechsmal so viele Schweine wie zuvor. Die Misthaufen auf dem knappen Land wachsen folgerichtig in den Himmel: Eine kleinere Eierfabrik mit 100 000 Legehennen produziert täglich zwölf Tonnen Mist, das macht im Jahr 4380 Tonnen. Eine der größeren Fabriken mit 500 000 Hennen hat einen täglichen Auswurf von 60 Tonnen, 21 900 Tonnen im Jahr.

Die Branche, der die Exkremente fast bis zum Hals stehen, sucht in ihrer Not zu bizarren Lösungen Zuflucht. So hat die britische Firma Fibrowatt in England schon zwei Kotkraftwerke errichtet mit Geflügelmist als Energiequelle, für Südoldenburg gilt dies ebenfalls als hoffnungsträchtiges Modell.

Dafür ist regelmäßiger Mistnachschub erforderlich, doch weil es sich dabei gewissermaßen um einen „nachwachsenden Rohstoff" handelt, sei dies ein „Erfolg versprechender Weg", meint Professor Hans-Wilhelm Windhorst von der Fachhochschule Vechta. Der Vorteil: Die

Massenmistproduktion muss beibehalten werden, denn die Schlote müssen ja rauchen.

Immerhin könnten solche Kotkraftwerke den grassierenden Mistschmuggel eindämmen: Seit dem Spätherbst 1995 schmuggelten holländische Landwirte und Lieferanten 40 000 Tonnen Geflügelmist aus den Niederlanden nach Deutschland und deponierten ihn dort illegal. Die Staatsanwaltschaft Osnabrück hat im August 1996 die Ermittlungen gegen 270 Beschuldigte abgeschlossen, einige Verfahren wurden eingestellt, anderen Mistschmugglern wurden Geldstrafen aufgebrummt.

Wissenschaftler haben eine preiswertere, ja sogar profitable Methode der Entsorgung entwickelt; eine Art Kreislaufwirtschaft. Der Mist, den die Millionen von Hühnern hinten ausscheiden, wird ihnen vorne, als Futter, wieder eingeflößt. Dafür müssen die Exkremente speziell behandelt werden, Harnsäure etwa, nicht sehr nahrhaft, sollte wie der Harnstoff vor Verfütterung mit biochemischen Methoden entfernt werden. Das sterilisierte Erzeugnis nennen die Experten DPW (Dried Poultry Waste, getrockneter Geflügelmüll). Es ist Messungen zufolge reich an Kalzium, Phosphor, Vitamin B und wertvollen Aminosäuren.*

In Europa ist die Verfütterung von Kot derzeit noch verboten. Auch haben die Müllforscher von der Landwirtschaftlichen Universität im niederländischen Wageningen Briefe von Menschen erhalten, die Bedenken hinsichtlich „ethischer Fragen" hegten, berichtet Ko-Autor van der Poel: „Diese Leute lehnten es aus moralischen Gründen ab, dass die Hühner gewissermaßen mit ihren eigenen Ausscheidungen gefüttert werden." Van der Poel verweist demgegenüber darauf, dass die Verwendung von Federn und ähnlichen Abfällen als Futterrohstoff nicht verboten sei. Er hält seine Methode der Kot-Verfütterung, die in enger Zusammenarbeit mit der Geflügelfutterindustrie entwickelt worden sei, für zukunftsträchtig und plädiert dafür, sie offiziell zuzulassen. Denn die Vorteile, so van der Poel und sein Forscherkollege Adel El Boushy, seien absolut überzeugend.

* A. R. Y. El Boushy/A. F. B. van der Poel: Poultry Feed From Waste. Processing and Use. London: Chapman & Hall, 1994

Die Wissenschaftler empfehlen das Mist-Mahl auch für Schafe, Lämmer, Rinder und Milchkühe. Man darf natürlich den Kot nicht pur verfüttern, aber ein Mist-Anteil von bis zu 40 Prozent bringt, wie die Wissenschaftler herausgefunden haben, erstaunliche Ergebnisse. Die Qualität der Eier von mistgemästeten Hennen sei höher, die Viecher verwerteten das Futter zudem besser. Das freut vor allem den Buchhalter in der Legefabrik und dessen Chef. Die Konsumenten, die das Ei zum Frühstück genießen, haben auch etwas davon: Denn die Eier von Mistfresser-Hennen schmecken, wie Testesser bezeugten, erstaunlicherweise genauso gut wie die von Hennen mit dem üblichen industriellen Körnerfutter. Konsumenten-Tests ergaben, dass bei Mist-Anteilen von bis zu 30 Prozent kein Unterschied zu merken ist. Gleiches gilt für Hähnchenfleisch, wenn der Mastgockel mit Mist-Anteilen gefüttert wurde. Für den Futtermischer bedeutet dies allerdings eine Gratwanderung: Denn zu viel Mist im Futter lässt die Produktivität der Hühner sinken und erhöht ihre Sterblichkeit.

Die Abfallverwertung muss sich im Übrigen nicht auf die Ausscheidungen der Hühner beschränken. Erprobt und zudem erlaubt sind auch Futterbeigaben aus – wieder aufbereiteten – Federn, Krallen, Blut. Man kann, wie die Recycling-Experten meinen, auch Gerbereiabfälle oder städtischen Müll nehmen.

Eines allerdings sei zu beachten: Weil das Federvieh die Fähigkeit besitze, „süß, salzig, sauer und bitter zu unterscheiden", raten die Müllverwerter El Boushy und van der Poel zur Geschmacks-Kosmetik bei den Futterbeigaben: „Die Akzeptanz der Nahrung, die auf Müll-Produkten basiert, sollte durch die Verwendung von Süßstoffen verbessert werden."

Diese Art der Verwertung von Exkrementen könnte Laien als unappetitlich erscheinen; Experten sind mit ihr seit langem vertraut: In den USA beschäftigen sich Wissenschaftler schon seit den 60er-Jahren mit solchem Müll-Futter.

Dort gilt die industrielle Landwirtschaft als fortschrittliche und wirtschaftliche Art der Nahrungsmittelproduktion, bei der Rationalisierungsreserven sinnvoll genutzt werden. Die US-Agro-Betriebe verstehen sich als normale Firmen, die eben Hühner, Eier, Mais oder Schweine produzieren statt Autos, Kühlergrills oder Computer. Dort drüben herrscht ein anderes Verhältnis zur Natur: Wo noch vor einem Jahrhundert ungezähmte Naturgewalten den Einwanderern Angst einflößten, Mensch und Zivilisation gleichsam im Zeitraffer die Lande unterjochen mussten, dort hat das Natürliche noch einen Rest des Bedrohlichen. In Europa hat seit Jahrtausenden Menschenmacht die Natur gezähmt, modelliert und geformt, dunkle Wälder gerodet, wilde Tiere ausgerottet. Hier herrscht eine romantisierende Erinnerung an die Natur als dem Unverfälschten, Unverbildeten. Zudem werden im kleinen, dicht besiedelten Europa auch die Schäden durch ungehemmte Naturausbeutung schneller deutlich, die industrialisierte Landwirtschaft trifft auf ökologische Bedenken. Sie hatte sich hier, wegen der kleinräumigen Verhältnisse, bislang auch nicht im gleichen Maße etablieren können wie in den Vereinigten Staaten. Stadt und Land lagen hier näher, jahrhundertelang dominierten kleinräumig-regionale Beziehungen zwischen bäuerlichen Erzeugern im Dorf und Verbrauchern in der nächsten Stadt. Demgegenüber wuchs in Amerika früh die Distanz zwischen der Sphäre der Konsumenten und der Sphäre der Produzenten fernab. In den gigantischen Agrargebieten des Mittleren Westens konnten riesige Mengen an Nahrungsmitteln produziert werden – die dort allerdings niemand essen konnte. Denn Verbraucher gab es dort in nennenswerter Zahl nicht. Die lebten in den Zentren an der West- und Ostküste. Dank Eisenbahn und Kühlwagen konnten die Entfernungen überwunden werden, ohne dass die Erzeugnisse verdarben.

Der bäuerliche Stolz ihrer europäischen Kollegen war den US-Produzenten fremd: „Wir sind nicht Landwirte", verkündete schon 1926 ein Wortführer der kalifornischen Landwirtschaft. „Wir bauen hier nicht länger Weizen an, wir produzieren ihn. Wir produzieren ein Produkt, um es zu verkaufen."

Und weil die industrielle Produktion nicht primär der unmittelbaren Bedarfsdeckung dient, sondern ein Konsumangebot erst schafft, produzieren viele Farmer Überschüsse. Im Staate Ohio beispielsweise wurde Mais im Überfluss produziert. Weil die Farmer so viel gar nicht essen konnten, hielten sie Schweine, schon im 19. Jahrhundert bis zu tausend Stück pro Farmer.

So viele Steaks, so viel Gulasch konnte ein Farmer samt Familie gar nicht verzehren. Also endete das Schweineleben nicht bei einem Schlachtfest wie in den Dörfern der Alten Welt, sondern in einem durchrationalisierten Schlachthof. Einen solchen hat in der Stadt Cincinnati 1850 Frederick L. Olmsted besichtigt, der Gartenbauer, der den Central Park in New York anlegte.

Er war schwer beeindruckt: „Wir traten in einen riesigen, niedrigen Raum und folgten einer Allee toter Schweine, die auf dem Rücken lagen, alle Viere in die Luft gestreckt. Am Fluchtpunkt angekommen, sahen wir eine Art menschlicher Hackmaschine, die die Schweine in marktgerechtes Schweinefleisch verwandelte. Ein Bohlentisch, zwei Männer zum Heben und Wenden und zwei zum Schwingen der Beile waren ihre Bestandteile. Eiserne Zahnräder hätten nicht regelmäßiger arbeiten können. Klatsch, fällt das Schwein auf den Tisch, zack, zack, zack, zack, zack, zack, fallen die Beile. Alles ist vorbei. Kaum hat man es ausgesprochen, geht es schon wieder: Klatsch, und dann zack, zack, zack, zack, zack, zack. Zum Bewundern ist keine Zeit. Geübte Griffe lassen alles, Schinken, Schultern, Rippen, Bauch und Filet, sauber geviertelt an ihre Stellen fliegen, wo Helfer mit Loren und Drehtischen jedes Stück seiner Bestimmung zuführen – den Schinken nach Mexiko, die Lende nach Bordeaux."

Ähnlich exportabhängig war der legendäre Schlachthof von Chicago, der täglich über 200 000 Schweine verarbeitete – fast eines für jeden der damals 220 000 Einwohner.

Mit fortschreitender Industrialisierung wurde das Töten mechanisiert, der ganze Vorgang des Schlachtens und Zerlegens. Ein besonders wunder Punkt war dabei die Einbindung des noch lebenden Schweins: Das widerborstige Wesen muss in eine kühle, mechanische Maschinerie des Schlachtens gezwungen werden. „Für keine andere Erfindung in der Mechanisierung des Schlachtens liegen so viele Versuche vor wie für das Eingliedern des lebenden Schweines in die Produktionskette", schreibt der Technik-Historiker Siegfried Giedion in seinem 1948 erstmals erschienenen Standardwerk über die Geschichte der Mechanisierung.* Rührige Erfinder ersannen allerlei Apparate, um den Prozess zu beschleunigen.

Da die Schweine nicht fröhlich und freiwillig das Fließband zum Schafott betraten, mussten Apparate entwickelt werden. Besonders pfiffig war eine Erfindung mit der US-Patent-Nummer 252112 vom 10. Januar 1882. Der Erfinder über seinen Geistesblitz: „Es ist eine Eigentümlichkeit von Schweinen, dass sie sich nur mit äußerster Schwierigkeit über einen neuen und unerprobten Pfad treiben lassen. Wenn aber eins dem Anschein nach sicher hinübergelangt ist und drüben Futter gefunden zu haben scheint, lassen sich die anderen viel müheloser hinübertreiben." Der Erfinder hat den Fall mit einer Art Fallbrücke gelöst. Auf dem fest verankerten Teil steht ein lebendiger Artgenosse, gewissermaßen als Lockschwein, in der Patentschrift „Schwein M" genannt. Auszug: „Schwein M dient als Köder für die anderen." Zu ihm kommen die Opferschweine über die Brücke. Einen Hachsen haben sie dabei schon in der Schlinge. An dem werden sie bald hängen. Denn jetzt, so die Patentschrift, „wird die Falltür langsam abgesenkt, bis die Schweine vollständig in der Luft hängen und an der Stange K zu der Stelle rutschen, wo sie getötet werden."

Auch fürs Töten gab es rationelle Erfindungen: Koch's Pig Killing Apparat beispielsweise, ein zangenartiges Gerät, mit dem ein langer Nagel so gezielt auf der Stirn des Schweines platziert werden konnte, dass ein kräftiger Schlag mit dem Hammer das Tier tötete.

Mechanisierungsexperte Giedion sah die Entwicklung, die damals begann, eher skeptisch. Bei aller Bewunderung für die ersonnenen Apparate warnte er vor einer Technik, die sich des Lebens bemächtigt, um Lebensmittel zu erzeugen: „Eines steht fest: Die Mechanisierung hat vor der lebenden Substanz Halt zu machen. Eine neue Einstellung ist erforderlich, wenn hier an die Stelle von Verwüstung und

* Siegfried Giedion: Die Herrschaft der Mechanisierung. Ein Beitrag zur anonymen Geschichte. Frankfurt am Main, 1987

Raubbau wirkliche Meisterung der Natur treten soll. Größte Behutsamkeit ist dabei notwendig."

Die Nachgeborenen wissen, dass diese Behutsamkeit nicht gerade die Stärke der industriellen Landwirtschaft ist. Wir wissen auch, dass Raubbau und Verwüstung eher zugenommen haben. In jüngster Zeit wird dabei nicht nur die Natur geschädigt. Manchmal trifft es auch die Menschen, die die industriellen Erzeugnisse verspeisen.

Im Frühsommer 1997 erkrankten 17 Menschen im US-Bundesstaat Colorado nach dem Verzehr von Hamburgern. Sie hatten sich, wie die Gesundheitsbehörden feststellten, eine Vergiftung mit dem Bakterium *Escherichia coli* 0157:H7 zugezogen. Die Killer-Bazille war dem amerikanischen Publikum in größerem Umfang erstmals bekannt geworden, als zu Bill Clintons Amtsantritt vier Kinder nach einer Hamburger-Mahlzeit starben. Mittlerweile gilt in Deutschland eine Meldepflicht – wegen der nach Ansicht von Epidemiologen „Besorgnis erregenden" Ausbreitung der Bakterien hierzulande.

Nach dem Ausbruch der Infektion in Amerika Anfang 1997 war die Herstellerfirma alarmiert. Sie rief erst einmal 20 000 Pfund Hamburger-Buletten zurück, dann weitere 1,2 Millionen und schließlich 25 Millionen Pfund – 100 Millionen Hamburger-Klopse. Nach der größten jemals bekannt gewordenen Nahrungsmittel-Rückrufaktion in der Geschichte der Food-Industrie hat das US-Landwirtschaftsministerium die verantwortliche Firma Hudson Food erstmals geschlossen.

Die Hamburger-Katastrophe hatte in einer im US-Bundesstaat Nebraska gelegenen Fleischwarenfabrik begonnen. Es war für die Behörden allerdings nicht leicht, die Quelle der Hamburger-Verseuchung zu identifizieren. Denn der Hamburger, Symbolklops der industrialisierten Ernährung, ist auch das Symbol für die Vermassung der Erzeugung. Das Fleisch wird zerhackt, vermengt, neu vermischt, schließlich geformt, verschickt. Da ist vom Ur-Rind im Endprodukt schwerlich eine Spur zu finden. Nur mithilfe von Gen-Tests konnte die Ursache ausfindig gemacht werden.

Der Erreger *E. coli* 0157:H7 ist gewissermaßen der Star einer neuen Gruppe von Erregern, die sich in Windeseile rund um den Globus ausbreiten. Das Bakterium ist erst 1982 entdeckt und isoliert worden. Mittlerweile wird es für 20 000 Infektionen pro Jahr in den USA verantwortlich gemacht, an denen bislang etwa 9000 Menschen starben. An diesem Kleinst-Killer erkrankten 10 000 Menschen, vor allem Schulkinder, im Sommer 1996 in Japan; im Winter darauf 490 Menschen in Schottland. Seit 1998 herrscht in Deutschland eine Meldepflicht für *E.-coli*-Erkrankungen, weil sich der Erreger nach Erkenntnissen von Seuchenmedizinern auch hierzulande in besorgniserregendem Tempo ausbreitet.

Auch ein neuer Salmonellen-Typ befällt immer mehr Menschen: *Salmonella typhimurium* DT 104. Seit 1993 sind allein in Großbritannien 3500 Menschen daran erkrankt. Derlei Infektionen „stiegen in den vergangenen Jahren dramatisch an", meldete 1997 die Weltgesundheitsorganisation WHO. Der neue Salmonellen-Typus war nach einem Bericht der *Süddeutschen Zeitung* im ersten Halbjahr 1996 schon bei 31 Prozent aller Salmonellen-Fälle nachweisbar.

Besonders bedenklich ist, dass gegen den Erreger die meisten Antibiotika nahezu wirkungslos sind. Für die *Süddeutsche Zeitung* ist dies ein Beleg mehr dafür, „dass die Landwirtschaft das Gesundheitswesen immer mehr belastet".

Immer mehr wissenschaftliche Untersuchungen machten, so das Blatt, die Bauern für diese Entwicklung verantwortlich, die mit ihrem wilden Antibiotikaeinsatz bei Pflanzen und Tieren die multiresistenten Erreger „geradezu züchten".

Das lässt die Gescholtenen nicht mehr ganz kalt. Zumindest einige der Verantwortlichen aus dem Agro-Business hegen zunehmend Zweifel, ob eine Nahrungsmittelproduktion mit derart schlechtem Image weiter betrieben werden sollte.

In Berlin und Brüssel indessen hat ein Umdenken in grundsätzlichen Fragen der Agrarpolitik begonnen. Als Konsequenz aus der BSE-Krise forderte der damalige EU-Präsident Jacques Santer 1997 eine Umbesinnung, hin zu „mehr Qualität, mehr Übereinstimmung mit der Umwelt, mehr artgerechter Tierhaltung und zur Rückkehr zu natürlichen Produktionsmethoden".

In Deutschland machte im BSE-Jahr 2001 der Begriff „Agrarwende" Karriere. Der Kanzler kündigte sogar den „Agrarfabriken" den Kampf an. Eine „Ökologisierung der Landwirtschaft" galt plötzlich als politisch erwünscht. Die herrschenden Agro-Lobbyisten hielten vorübergehend ruhig, um dann umso erbitterter den Kampf gegen die neue Öko-Linie aufzunehmen (siehe Kapitel 11).

Doch den Verbrauchern schmeckt bio immer besser: Bio boomt, überall auf der Welt.

5.

Attraktive Branche

Der weltweite Bio-Boom

Bioköstler sind fruchtbarer / Weshalb der Gemeine Wasserhahnenfuß
wieder blüht / Katzen würden Bio kaufen: Die unerklärliche Vorliebe
der Tiere für Öko-Futter / Bio-Spinat für Bundesligakicker / Öko rund
um den Globus: Überall ist Bio-Land

Der Mann sieht aus wie Adriano Celentano, der italienische Schlager-
star. Er trägt sein Haar kurz wie jener, vorn an der Stirn ist es schon
ein bisschen gelichtet. Das Milieu hier sieht allerdings nicht sehr
nach Showbusiness aus: Traktoren stehen herum, Marke Fiatagri,
und gleich mehrere riesige Mähdrescher vom Typ Laverda MX 300 R.
Der Mann, der aussieht wie Adriano Celentano, trägt einen grünen
Overall und fährt einen verstaubten Peugeot 205.
Andrea Vercellone, so heißt der Mann, ist Reisbauer in der fünften
Generation. Er wohnt im Städtchen Desana in einem reizenden
Schlösschen. Hier draußen in der Ebene liegt der Gutshof, das Zentrum eines kleinen Risotto-Imperiums, das Andrea Vercellone zusammen mit seinen sechs Brüdern besitzt: die Tenuta Castello.
Die Gegend bei Vercelli, zwischen Mailand und Turin in der Po-
Ebene, ist das größte Reisanbaugebiet Europas. Fast drei Viertel der
europäischen Reisernte wird hier eingefahren. Große Nahrungsmit-
telkonzerne beziehen Risottoreis von hier, und zumeist wird mächtig
mit Chemie operiert. Dafür ist seit 1939 der durchschnittliche Arbeits-
aufwand pro Flächeneinheit von 1028 Stunden auf 50 Stunden gesun-

ken. Mancher Reisbauer ist ein reicher Mann geworden, manch ein Herrenhaus ziert jetzt ein Swimming-Pool.

Die Familie Vercellone stellt wieder Personal ein, im Sommer vor allem, im Juni, Juli und August. Die Aufgabe ist unangenehm: Unkrautjäten, und zwar im Wasser. „Die Frauen wollen es nicht mehr machen", sagt Vercellone. Deshalb findet er nur noch ein paar Ältere, einige von ihnen stehen dann in Nylonstrümpfen im Reisfeld, andere, sagt Vercellone, mit nackten Füßen: „piedi nudi". Die Handarbeit ist ein Zeichen des Fortschritts: Die Familie Vercellone hat 50 von ihren 300 Hektar auf Bio-Anbau umgestellt.

Das machen jetzt mehrere Risotto-Farmer hier in der Gegend. Sie wollen nicht mehr mitwirken beim aggressiven Ackerbau: „Immer mehr Profit aus immer weniger Boden zu ziehen, das ist doch das Ende der Natur", sagte der Bio-Bauer Aldo Parravacini zu einem Reporter des Genießer-Fachblattes *Der Feinschmecker*, der sich in der Gegend nach Rohstoff für feine Reisgerichte umsah. Der Bio-Reis bringt zwar weniger Ertrag: nur 40 statt 50 Kilo pro Hektar. Aber dafür gibt es auch mehr Euro fürs Kilo: 4,50 statt 3,50.

Italien ist das führende Bio-Land in Europa. Mehr als ein Drittel der Bio-Betriebe und über ein Viertel der biologisch bewirtschafteten Fläche in Europa entfallen nach einer Statistik der Stiftung Ökologie und Landbau von Ende 2000 auf Italien. Europaweit bewirtschafteten um die Jahrtausendwende 130 000 Betriebe 3,8 Millionen Hektar Fläche. Österreich kam schon auf einen Bio-Anteil von acht Prozent der gesamten landwirtschaftlichen Nutzfläche, Deutschland lag mit 3,2 Prozent der Fläche knapp über dem EU-Durchschnitt. Bio ist ein Milliardengeschäft: In Europa liegt der Umsatz (Stand: 2001) bei sieben Milliarden Euro. Auch Kaffee, Orangen und Bananen werden zunehmend naturschonend angebaut. Die Öko-Welle läuft rund um den Globus. Der weltweite Umsatz hat sich allein von 1997 bis zum Jahr 2000 verdoppelt, auf 20 Milliarden Euro, so eine Erhebung des International Trade Centre (ITC). Die jährlichen Steigerungsraten lagen von 1991 bis 2001 bei durchschnittlich 25 Prozent in Europa.

Sogar für die Haustiere, die bislang mit industrieller Fabrikware Marke Whiskas und Pal vorlieb nehmen mussten, gibt es jetzt Bio-Shops: „Pet natura", so heißt der erste Laden in Kirchgellersen bei Lüneburg. Öko-Futter soll gegen die zunehmenden Allergien, Leber- und Nierenschäden bei den Mitgeschöpfen helfen. Ladnerin Antje Geyer gibt zudem gratis Hausmittel preis: „Immer einen Esslöffel Joghurt ins Futter, das regt die Darmflora an. Und gewöhnen Sie dem Tier an, Äpfel zu essen, das erspart ihm die Entfernung von Zahnstein."

Schon hat die Liebe zur Natur erste Adressen der Gesellschaft erreicht: Der britische Thronfolger Prinz Charles betreibt auf seinem 460 Hektar großen Landgut Highgrove bei London Öko-Landbau und schreibt dabei sogar, wie Hofberichterstatter in Erfahrung brachten, schwarze Zahlen.

Promis auf dem Öko-Trip: Das gibt es jetzt öfter. Der US-Schauspieler Paul Newman beispielsweise, der kochfaulen Genießern durch seine Fertigsaucen ein Begriff ist, verkauft neuerdings auch feine Sachen mit dem Gütemerkmal „organic".

Newmans Bio-Sachen werden auf ganz, ganz traditionelle Weise zubereitet. Wie man sich das vorstellen muss, erzählt Newman auf der Plastikverpackung von „Newman's Own Bavarian Fat Free Pretzels", seinen Bio-Knabberbrezeln. Das Brezelbacken bei Newmans zu Hause ist demnach ein richtig freudiges Ereignis. Der Star wirkt auch selbst mit, bei offenem Fenster. Dabei ereignen sich reizende Episoden: „Ich arbeite in der Küche an diesen raffinierten Brezeln im Bayern-Stil. Das Fenster ist offen, und es ist ein frischer, klarer, wolkenloser Tag." Plötzlich ertönt, erzählt Newman, draußen eine Polka! Aus Lautsprechern, die der Vater zufällig grade im Garten aufhängt, wobei er kurze Hosen trägt, Weste und Hosenträger. Seltsame Staffage, befremdliche Szenerie? Nein, es ist nämlich „Oktoberfest auf dem Newman-Hof". Als sich, ach Unglück, die Nachbarn beschwerten über die lärmende Polka, wurden sie einfach mit Brezeln befriedet, ebenso die alsbald eintreffenden Polizisten. Die Ordnungshüter wurden dann sogar selber tanzend gesehen, ihre Pistolenhalfter hingen

(Attraktive Branche

irgendwo in den Bäumen. So kann, wie wir sehen, eine „organische" Brezel zu Friede, Freude und Versöhnung führen.

Auf Bio-Freaks aus der Alten Welt wirken solche Geschichten ein bisschen märchenhaft. Auch denken sie bei organischen Lebensmitteln nicht in erster Linie an Knabberbrezeln aus dem Plastikpack.

Amerikas Bio-Szene hat die Müsli-Grenze überschritten. Bio ist Business, ohne grüne Dogmen. Zwar gibt es die Öko-Pioniere in Kalifornien, die streng naturkonform wirtschaften. Aber es gibt in wachsender Zahl Läden, in denen sich auch das Gesunde schon von der Natur emanzipiert hat. Die Läden, in denen Gesundkost verkauft wird, führen bisweilen auch keinerlei Frischware, keine Karotten, sondern Karotin, keine Orangen, sondern Pillenpackungen Marke „Natural Brand" mit Bildern von Papayas drauf und kaubarem „Papaya-Enzym" drin. Die Läden, die diese industrialisierte Form von Naturkost verkaufen, sehen manchmal ein bisschen seltsam aus, wie eine Kreuzung aus Drogerie und Tankstelle. Es gibt dort schrill buntes „NitroFuel", das aussieht wie Motorenöl im Glas, aber ein „Ultimate Anti-Catabolic Amino Acid Drink" ist, Kraftquell für Gesundheitsbewusste. Oder es gibt Appetitzügler in Tablettenform aus der Serie „Nature's Secret" mit wirksamen Appetitbremsern aus Wurzeln und Kräutern im Plastikdöschen. Außerdem, für Zeitgenossen mit Untergewichtssorgen, silberne Tüten mit „High Calorie Formula Mix", Geschmacksrichtung Vanille, für 1,99 Dollar, eine fettarme Kalorienbombe für Fitness-Fans.

Das bisweilen etwas eigenwillige amerikanische Verständnis von Natürlichkeit zeigt sich auch im Bio-Business.

„All natural", so wunderte sich das deutsche Magazin *BioFach*, muss keineswegs bedeuten, dass die Ware aus ökologischem Anbau stammt. Zwar gibt es in 29 US-Bundesstaaten, darunter Kalifornien, Öko-Gesetze, doch deren Einhaltung wird nicht regelmäßig überprüft. So sei der Anteil an echter, kontrollierter Ware „eher klein". Doch das bremst die Expansion keineswegs: Ständig öffnen neue Bio-Märkte, der Umsatz wächst auch dort mit Steigerungsraten von jährlich 20 Prozent. „Die Amerikaner können von Bio-Nahrung nicht genug bekommen", konstatierte die *New York Times*. Alteingesessene Bio-Läden wie die Rainbow Grocery in San Francisco expandieren. Die „Organic"-Supermarktkette Whole Foods, 1980 in Austin im US-Bundesstaat Texas gegründet, betreibt über 48 Filialen im ganzen Land und hat schon 1996 in der California Street in San Francisco, Ecke Franklin Street, in den Räumen einer ehemaligen BMW-Filiale einen neuen Super-Laden eingerichtet: auf 5400 Quadratmetern, mit 110 Parkplätzen, Fruchtsaftbar und eigenem Massagesalon, in dem allerdings, für einen Dollar pro Minute, „nur der obere Schulterbereich, der Nacken und die Arme" geknetet werden, wie der *San Francisco Examiner* anlässlich der Eröffnung mitteilte.

Whole Foods, nach eigenen Angaben der größte Öko-Filialist Amerikas, ist an der New Yorker Börse notiert – und liegt damit vollkommen im neuen amerikanischen Öko-Trend: „Die Wall Street wird ökologisch", meldete euphorisch der *San Francisco Chronicle*.

„Das ist für die Investoren eine sehr attraktive Branche", sagte laut *Chronicle* Patricia Negron, eine Anlaystin aus Boston, „weil sie schnell wächst und viele Firmen, die bisher in privaten Händen waren, auch an die Börse wollen."

In Deutschland war Naturkost noch lange eine Domäne der Pioniere, der Edlen und Guten. In den Naturkostläden, wo auf Echtholzregalen die Erzeugnisse der Biodynamiker und Makrobioten lagen, wurde ein Krawattenträger wie ein Außerirdischer behandelt. Selbst der Autor und Lästerer Wiglaf Droste, von Gesinnung und Herkunft der Müsli-Szene verbunden, verspürte Beklemmung beim Betreten der Bio-Sphäre:

„Eine seltsame Beklommenheit umhüllt einen, wenn man einen Bio-laden betritt; eben noch munter und guter Dinge, findet man sich jedes Mal schlagartig in einem Paralleluniversum wieder, von dem man nur eins weiß: Hier hast du keine Freunde, hier bist du ganz allein. Selbst häufige, regelmäßige Wiederholung hilft nicht; es tritt keine Gewöhnung ein, der Grusel bleibt.

Woran liegt es? Ist es der etwas staubige, leicht muffige, zuweilen auch ins Faulige spielende Geruch? Ist es diese gedämpfte, beinahe sakrale Stimmung, mit der die eher banale Verrichtung eines Einkaufs zu einem Akt höherer Bewusstheit stilisiert werden soll? Ist es das instinktive Misstrauen gegenüber Bürgern, die zugunsten eines besseren Lebens für alle – und wehe nicht! – ausgerechnet Reisschleim und Tofuwurst kaufen und verkaufen?

Sind es die gestrengen Blicke, an denen Dr. Röntgen seine Freude gehabt hätte? Diese Der-liebe-Gott-sieht-alles-Mienen, die die Kundschaft durchleuchten? So, du willst hier also ein Brot kaufen. Bist du dafür denn qualifiziert? Und gehörst du überhaupt dazu, zu uns? Du siehst aber gar nicht so aus, als ob du dich richtig ernährst, du mit deiner Edeka-Tüte. Naja, dein Geld nehmen wir, aber gern gesehen bist du hier nicht, Fremder.

Einkaufen im Bioladen ist wie Konfirmationsunterricht: Man fühlt sich ständig ertappt. Ein Sünder ist man, und das kriegt man auch immer schön reingereicht. Der alternative Protestantismus müffelt nach Geiz und Getreide; seine Protagonisten sind mürrisch, übellaunig, rechthaberisch; geschlechtsneutral aussehende Figuren, die eine Aura derart knieperiger Zugekniffenheit umgibt, gegen die selbst ein Zeuge Jehovas noch Hedonismus und Daseinsfreude verströmt."*

Doch die starren Grenzen fallen. Die biologische Wirtschaftsweise findet immer mehr Anhänger, auch außerhalb der Gemeinde. Eine umweltschonende Landwirtschaft genießt Sympathien, denn sie entspricht den Wünschen der Menschen über naturfreundliche Gewinnung von Lebensmitteln. So wird die Öko-Sphäre attraktiver auch für jene, die sich den strengen Glaubensriten und Kleidervorschriften im Naturkostladen eigentlich nicht unterwerfen möchten. Wissenschaftler, Politiker, Mediziner und Gastronomen, Feinschmecker und Besserverdiener unterstützen die Bio-Bewegung und profitieren von ihr. Auch Manager und Staatsbeamte, die ihr Handeln gemeinhin nicht von Glaubensregeln und ideologischen Programmen leiten lassen, setzen auf Bio. Weil es einfach besser ist, vernünftiger.

* Wiglaf Droste: Grün im Gesicht. In: Vincent Klink und Stephan Opitz (Hg.): Cotta's kulinarischer Almanach 1997/98. Klett-Cotta, Stuttgart, 1996

Die Stadtwerke München beispielsweise spendieren jedem Bauern, der seinen Betrieb im Einzugsbereich der Münchner Wasserversorgung auf Bio umstellt, 280 Euro pro Hektar: exakt jenen Betrag, der den Landwirten durch die Umstellung aufgrund geringerer Erträge verloren geht. Die Stadtwerke Kleve verfahren genauso: „Wir wollen langfristig das Trinkwasser schützen", sagt der dortige Wasser-Manager Wolfgang Schoofs. Der Erfolg: Alle 31 Landwirte im Wasserschutzgebiet sind dabei.

Auch den Pflanzen tut Bio gut. Und wenn bislang im Stall eingepferchte Fleischlieferanten wieder ins Freie dürfen, dann blühen Blumen wieder auf, die schon vom Aussterben bedroht waren: der Gemeine Wasserhahnenfuß, die Graugrüne Sternmiere, der Dreimännige Tännel und die Wiesen-Flockenblume. Die neue Blüte verdankten sie Schweinen, die sich in ihrem Lebensraum suhlten, bei einem Versuch in Brandenburg. Insgesamt nahm die Zahl der Pflanzen im dortigen Untersuchungsgebiet um 60 Prozent zu.

Von Vorteil ist die naturfreundliche, chemiefreie Wirtschaftsweise natürlich auch für den Menschen. Er profitiert in vielfacher Weise. Messbar besser sind etwa Öko-Erdbeeren, wie eine Studie spanischer Lebensmittelforscher bewies, die 1997 im *Journal of Agricultural & Food Chemistry* veröffentlicht wurde. Die Forscher bauten Erdbeeren der Sorte Fragaria x Ananassa Cv. Chandler in verschiedenen Beeten an, einmal konventionell, einmal biologisch. Das Ergebnis: Die Öko-Früchte schmeckten besser, ihre Farbe war intensiver, sie besaßen eine höhere Zucker- und Trockenmasse, zudem überstanden sie Transport und Verpackung besser.

Derlei Studien gibt es viele. Überraschenderweise ist aber zumeist naturwissenschaftlich schwer nachzuweisen, wo die Ursachen für die bessere Qualität liegen. Das Berliner Bundesinstitut für gesundheitlichen Verbraucherschutz und Veterinärmedizin jedenfalls fand, nach Lektüre von 150 Untersuchungen, keine wesentlichen Unterschiede in den Inhaltsstoffen der Bio-Erzeugnisse. Bei Gift und Dünger kamen, kein Wunder, die Bio-Erzeugnisse auf bessere Werte. An Nährstoffen oder sonstigen Qualitätsmerkmalen hingegen, ja selbst beim Geschmack fand kaum ein Wissenschaftler messbare Vorteile. Dass Bio besser ist, bewiesen aber Tierversuche. Ob Hühner, Kaninchen, Mäuse, Ratten – alle lieben Öko, berichten die Berliner Forscher: „Tiere unterscheiden zwischen den angebotenen Nahrungsmitteln aus den verschiedenen Landbausystemen und bevorzugen fast ausschließlich solche aus biologischem Anbau."

Wiener Wissenschaftler vom Ludwig-Boltzmann-Institut (siehe Kapitel 1) fanden heraus, dass Kaninchen und Ratten, die mit Bio-Kost gefüttert wurden, weniger Totgeburten hatten und Nachkommen mit mehr Gewicht zur Welt brachten. Bio-Hennen legten logischerweise auch größere Eier mit mehr Dotter. Die Studie aus Berlin wunderte sich über diese Futter-Phänomene: „Eine Futterbevorzugung trat auch dann auf, wenn die chemische Analyse der Futtermittel gezeigt hatte, dass der Gehalt an wertgebenden Inhaltsstoffen in den Produkten beider Anbaurichtungen weitgehend übereinstimmte." Woher die animalische Vorliebe für Öko kam, war den Wissenschaftlern indessen schleierhaft: „Die Ursache dieser Präferenz ist nicht bekannt."

Fest steht: Bio-Vieh ist gesünder. Der Viehdoktor kommt seltener, Arznei wird weniger gebraucht. „Unsere Tierarztkosten sind lächerlich niedrig", sagt Verena Barth, die den Hof Aufurth bewirtschaftet, einen 600 Jahre alten Familienbetrieb zwischen Osnabrück und Bremen, mit alten Tierrassen und „Neuland"-Siegel: Maximal 8 Euro pro Kuh für Wurmkuren gebe sie aus.

Vielleicht ist Bio auch besser für die menschlichen Wesen. Denn Bioköstler sind fruchtbarer: Nach einer Untersuchung des städtischen Krankenhauses im dänischen Aarhus hatten die Bio-Freunde unter den Männern doppelt so viele lebende und fruchtbare Spermienzellen wie der Durchschnittsmann. Die Ursachen lägen, so die Forscher, allerdings auch hier im Dunkeln.

Ein weiterer Vorteil ist, dass eine Naturköstler-Sippe sogar billiger ernährt werden kann als eine Familie, die sich mit dem Inhalt herkömmlicher Supermarktregale verköstigt. Denn trotz der höheren Kosten von Öko-Fleisch und Bio-Gemüse gibt ein Bio-Haushalt nach einer Studie der Universität Hohenheim weniger fürs Essen aus.

Einiges deutet darauf hin, dass Naturkost zu alledem noch für Fitness sorgt, ja für den besseren Kick. Denn im Trainingslager des Fußballclubs VfB Stuttgart schwingt mitunter ein Öko-Koch die Kelle: Roy Kieferle. Der kritisierte gegenüber einem Reporter der *Stuttgarter Zeitung* die Vernachlässigung der Verpflegung: „Die Spieler leben im Schlaraffenland. Auf jeden Furz wird eingegangen, aber für eines der wichtigsten Elemente sorgte bisher niemand." Dabei sei doch „nachgewiesen, dass sich die Fußballer katastrophal ernähren".

Dreimal am Tag bäckt Kieferle frisches Brot, er hat seine eigene Getreidemühle und seine Nudelmaschine im Lager dabei. Es gibt Salat, Kalbfleisch, sogar Sonderwünsche werden erfüllt. Spieler Martin Spanring beispielsweise mag, so berichtete das Blatt, fast jeden Tag Spinat.

Kieferle selber ist 1977 auf den Öko-Trip gekommen. Er war damals im Zustand eines körperlichen Wracks, wie er sich erinnert: Übergewicht, Muskelbeschwerden, Kreislaufprobleme: „Ich habe mich krank gekocht." Jetzt gehe es ihm prima, er sei gut bei Kräften, notierte der Reporter der *Stuttgarter Zeitung*: „Sein Händedruck ist nicht von schlechten Eltern."

Bio ist besser, für die Menschen, für die Tiere. Bio hat auch eine gute Presse, denn die Menschen mögen lieber glückliche Ferkel als solche, die gequält in kleinen Eisengattern vegetieren. Bio nützt der Umwelt, und immer mehr Menschen sorgen sich ja um den Zustand des Planeten. Kein Wunder, dass sich nach einer Untersuchung der Centralen Marketing-Gesellschaft der deutschen Agrarwirtschaft (CMA) die Zahl derer, die regelmäßig im Bioladen einkaufen, von 1980 bis 1996 verdreifacht hat: von fünf auf 17 Prozent. Und die Verbraucher, die ja gemeinhin als sparsam gelten, würden sogar fürs Gute mehr Geld ausgeben: 36 Prozent würden nach einer im Jahr 2001 veröffentlichten Studie der Gesellschaft für Konsumforschung (GfU) für Bioprodukte gern mehr bezahlen, 70 Prozent sogar würden für artgerechte Tierhaltung mehr springen lassen, für guten Geschmack würden 72 Prozent gern tiefer in die Tasche greifen – und Bio schmeckt ja besser.

Selbst Muskelmänner mutieren zu Öko-Freaks: Nach einer Umfrage des Allensbach-Instituts im Auftrag des Fitnessblattes *Men's Health* votierten zwei Drittel „für den Verzehr von biologisch reinen Nahrungsmitteln".

Der deutsche Mann befindet sich damit im weltweiten Trend, so das Fazit einer globalen Marktanalyse der Branchenvereinigung BioFair: „Der Konsument wandelt sich vom militanten zum normalen Konsumenten, dem Gesundheit so wichtig ist wie Fitness, der sich um die Umwelt kümmert, solange es nicht allzu unbequem wird."

Neuerdings können zumindest manche Bio-Kunden zu Hause ganz lässig auf den Bio-Korb warten. Denn viele Öko-Produzenten überall in Deutschland liefern Sellerie und Möhren direkt ins Haus, zum Beispiel im Frankfurter Raum, in Berlin, in Niedersachsen. Bio-Bauer Michael Braun aus dem schwäbischen Vaihingen karrt seine Abo-Kost zum Kunden, auch die Hamburger Gärtnerei Sannmann. „Wir sind Bio-Gärtner geworden, weil wir den Leuten die Natur wieder nahe bringen wollen", sagt Christoph Muttscheller vom Verband der Gemüseabo-Betriebe. Immer mehr Ökos haben ihre Homepage im Internet: Die Naturkostläden (www.naturkost.de) und die Öko-Winzer (www.ecovin.de), der Informationsdienst Mag List (www.umwelt. de) ebenso wie die Informationskampagne für den Öko-Landbau (www.dainet.de). Und natürlich auch die Öko-Verbände: www. demeter.de, www.naturland.de, www.bioland.de und andere (siehe Anhang).

Wer will, kann auch eine ganz persönliche Beziehung zu seinem Mitgeschöpf, dem Tier, aufbauen. Der Bio-Bauernhof Luisenau in Ostdeutschland beispielsweise hat ein Projekt namens Rent-a-Rind ins Leben gerufen. Der brandenburgische Umweltminister war einer der ersten Hornvieh-Mieter: Er hat das braune Angusrind Edda angemietet. Jeder Mitbesitzer kann sein Tier nach dessen Ableben in Teilen erwerben.

Rund um den Globus breitet sich die Bio-Gemeinde aus. In Estland, Lettland, Litauen, in Tschechien und Ungarn schließen sich die Farmer zu Öko-Organisationen zusammen. In Costa Rica verkauft die

Supermarktkette Mas por Menos Bio-Bananen, aber auch Brombeeren, Kaffee, Kakao. In den benachbarten mittelamerikanischen Staaten El Salvador, Guatemala, der Dominikanischen Republik etabliert sich die Bio-Bewegung, in Argentinien ebenfalls. Überall ist Bio-Land: in Gambia, Togo, Gabun und Tansania, natürlich auch Südafrika.

Ein Bio-Weltverband hat sich aufgemacht, den Öko-Dschungel mit einheitlichen Kriterien überprüfbar zu machen: IFOAM, so heißt der Öko-Weltbund.

Doch die Überprüfung der 650 Mitgliedsverbände in 101 Ländern ist schwierig, auch die zuständigen IFOAM-Oberen können kaum weltweit kontrollieren.

Selbst die Babynahrungsfirma Hipp, der viel gelobte Öko-Pionier, geriet im Jahre 2001 wegen seiner Lieferanten in fernen Ländern in die Schlagzeilen. Ohnehin ist bei Hipp nicht alles Bio. Nur 80 Prozent der Zutaten stammen aus echter Bioerzeugung, verriet Marketingdirektor Reiner Tafferner der *Lebensmittelzeitung*. Und selbst wenn „Bio" draufsteht, wird zuweilen bei den Kontrollen geschludert, wie Rechercheure des Magazins *Max* bei Bio-Bananen für Hipp ermittelt haben wollen. In den fernen Lieferländern Mittelamerikas seien die Kontrolleure der Hipp-Lieferanten völlig damit überfordert, die sprunghaft gestiegenen Produktionsmengen bei zahlreichen Bauern zu kontrollieren: Allein bei einer Lieferfirma sollen die Mengen von 550 Tonnen im Jahr 1994 auf 6000 Tonnen im Jahr 2000 gestiegen sein. Mangels unabhängiger Kontrolleure übernehme Hipps Lieferfirma kurzerhand selbst die Kontrollen, behauptet die Zeitschrift. „Das ist so ähnlich, als würde man sich die TÜV-Plakette selbst ans Auto kleben", schreiben die *Max*-Rechercheure.

Zudem steht der naturnahe Bio-Anbau, der auf Kunstdünger und Spritzmittel verzichtet, den industriellen Erfordernissen von Fabriken wie bei Hipp eigentlich entgegen, die auf gleich bleibend hohe Liefermengen angewiesen sind. „Ökologisch-biologischer Anbau ist mit hohem Ertragsrisiko verbunden", sagte Agrarexperte Uwe Meier von der Biologischen Bundesanstalt für Land- und Forstwirtschaft in Braunschweig: „Der Ertrag ist für den Produzenten von Bananenmus

(Attraktive Branche

kaum kalkulierbar. Er weiß nie, wie viel Ware er bekommt. Er ist aber auf gleichmäßige Produktqualität und kalkulierbare Mengen angewiesen. Das sind auch Faktoren, die einem ökologisch-biologischen Bananenanbau im Wege stehen." Überdies könnten die Produktionsmengen eigentlich gar nicht so schnell gesteigert werden: Schließlich müssen die Felder langsam auf Bio umgestellt werden, die Früchte müssen wachsen und reifen – und diese natürlichen Faktoren laufen den industriellen Bedürfnissen zuwider.

Hipp weist die Vorwürfe „mit aller Vehemenz" zurück. Die Kontrolle der Bio-Bauern erfolge „in einem vierstufigen Verfahren": Mit internen Kontrolleuren der costaricanischen Lieferfirma, einer Kontrollfirma in Costa Rica, die „drei feste Mitarbeiter" hat, dem Landwirtschaftsministerium von Costa Rica und schließlich von Hipp selbst, im Labor in Deutschland und in Costa Rica von Stefan Hipp, dem Besitzer der costaricanischen Lieferfirma und Sohn von Claus Hipp.

Die Mütter und Väter, die Hipps Gläschen an den Nachwuchs verfüttern, können den Beteuerungen nur glauben: Überprüfbar sind sie für die Konsumenten nicht.

Wenn aber ein Bio-Freund sich mal aufmacht, vollmundige Werbebotschaften im Rahmen des Möglichen einem Realitätstest zu unterziehen, kehrt er zuweilen herb enttäuscht von der Recherche zurück – und erregt sich über Etikettenschwindler.

6.

Glühendes Messer

Blendende Geschäfte für Etikettenschwindler

Wie Rentner Haberditzl vergeblich nach glücklichen Kühen suchte /
Die Mogelmarken der Agro-Industrie / Lob der Heimat: Deutsches
Hähnchen aus Holland / X-Beine und Monsterbrüste: Das schwere
Los der guten Pute

Als Bernd Haberditzl den Supermarkt betrat, konnte er nicht ahnen,
dass sein Besuch bald für Aufsehen im ganzen Land sorgen würde.
Bernd Haberditzl ist Rentner, ein Pensionist, wie man in seiner Heimat sagt. Er stammt aus Innsbruck, war dort früher bei der Eisenbahn
angestellt in der Rechtsabteilung. Jurist, der er ist, interessiert er sich
heute noch sehr dafür, ob alles mit rechten Dingen zugeht.
Im Supermarkt, einer Filiale von Interspar am Sillpark, steuerte er die
Fleischtheke an. Dort lagen Schnitzel, Braten, Tafelspitz aus, alles von
ganz besonderer Güte, streng kontrolliert und von österreichischer
Herkunft. Dafür verbürge sich die AMA, die Agrarmarkt Austria Marke-
ting Ges.m.b.H., eine Absatzförderungsgesellschaft der Landwirtschaft in der Alpenrepublik.
Das AMA-Gütesiegel garantiere, so verheißt die Werbung, dass die
österreichische Herkunft des Fleisches noch an der Supermarkt-
Theke nachzuweisen sei.
Jurist Haberditzl nahm das wörtlich: „I hob do gefragt, von was für
Tiere dös Fleisch stammt do in der Theke." Die Antwort war nicht
sehr hilfreich, berichtet der Pensionist: „Jo von dem Fleisch in der

Theke geht das nicht." Kunde Haberditzl notierte daher, zwecks weiterer Recherchen, die auf der Packung vermerkte Chargen-Nummer: W 131963, sowie den Lieferanten, die Firma Berger aus Wien, Rennweg 56.

Als Haberditzl, der sich ehrenamtlich für den Tierschutz engagiert, gelegentlich zu einem Kongress nach Wien reiste, besuchte er im dritten Bezirk die Firma Berger und zeigte seine Chargen-Nummer. Ein hilfsbereiter Herr namens Treindl forschte in den Unterlagen nach – und fand auch den Absender der Lieferung: die Firma Grandits am Schlachthof in Wien-St. Marx. Haberditzl begab sich auch dorthin und wurde von Herrn Grandits jun. empfangen. Der hatte nun zwar keine Chargen-Nummer, konnte aber telefonisch bei jener Firma Berger das Datum der Lieferung erfragen und mithilfe eines Schlachthofangestellten, dem Ing. Sporer, eine Reihe von „Schlachtnummern" ausfindig machen. Die führten aber auch nicht geraden Weges zum Bauern, sondern zunächst zur Firma sgs Austria Controll-Co. Ges.m.b.H., ansässig im ersten Bezirk. Dort endete die Odyssee des Pensionisten: „Dort hat man mir dann erklärt, man gebe mir keine Antwort: Datenschutz."

Haberditzls Ermittlungen blieben zwar erfolglos, doch nicht ohne Folgen: Der Fall kam ins Fernsehen, die Grünen im Wiener Parlament griffen den Vorgang auf und fragten die Regierung förmlich: „Welche Möglichkeiten hat der Konsument, die Herkunft eines AMA-Produktes zu erfahren?"

Die Antwort kam von Magister Wilhelm Molterer, Bundesminister für Land- und Forstwirtschaft. Der bestätigte: „Die ‚Richtlinien Frischfleisch' des AMA-Herkunfts- und Gütezeichens sehen vor, dass die Einhaltung der Herkunfts- und Qualitätsanforderungen vom Landwirt bis zur Theke sichergestellt wird." So hatte es sich der Pensionist Haberditzl ja auch vorgestellt. Vorgesehen ist allerdings nicht, dass ein Pensionist alles wörtlich nimmt und selbst Nachforschungen anstellt. Denn dafür gibt es Berufenere: Die Herkunft der Viecher mit AMA-Siegel, so der Minister, werde „von einem unabhängigen Kontrollunternehmen ständig überwacht". Der Kunde sollte Vertrauen haben, Fragen seien zwecklos. Denn: „Die Weitergabe von Daten an Dritte ohne Zustimmung des Betroffenen ist jedem Kontrollunternehmen aus Datenschutzgründen generell verboten."

Doch selbst wenn alle Beteiligten die Daten freigäben, wäre die Herkunft des Schnitzels, die Heimat des Schweines, nicht so ohne weiteres festzustellen. Denn im Supermarkt werden ja keine Schweine verkauft, sondern Schnitzel und Hachsen, zerlegte Schweine also. Und das macht die Sache schwierig, räumte der Minister ein. So sei die „Rückverfolgbarkeit" bis ins „Stadium der Grobzerlegung" des Rindes und des Schweines „sehr wohl möglich". Der Grobzerlegung folgt aber die Feinzerlegung, sodann werden die herausgeschnittenen Stücke „zu einer Charge zusammengefasst". Und weil in so einer Charge Fleisch von Tieren verschiedener Bauern zusammengefasst sei, seien diese dann eben nicht mehr zu identifizieren.

Es ist also eher eine Glaubensfrage, die Sache mit dem heimischen Fleisch. Man muss einfach dran glauben, wenn der Minister versichert: Der Nachweis der „österreichischen Herkunft", sei „immer lückenlos gegeben". Ob die Tiere in ihrer österreichischen Heimat auch glücklich sind, das ist dann noch eine andere Frage. Als die österreichischen Grünen nämlich in einer weiteren Anfrage wissen wollten, ob die heile Welt der Werbung, in der „fröhliche Sennerinnen und glückliche Kühe" auftreten, wirklich so heil ist und die AMA-Produkte wirklich von diesen „fröhlichen Sennerinnen und glücklichen Kühen stammen", mochte der Minister dies so nicht bestätigen. Er legte nahe, die Aussage nicht besonders ernst zu nehmen: Es handle sich um „eine typische werbliche Aussage".

Die Werbeleute wissen, was Frauen wünschen, und Männer auch: glückliche Kühe auf saftigen Wiesen. Doch die Wünsche der Verbraucher werden eigentlich nur noch von den Werbeleuten ernst genommen. Sie schaffen deshalb eine wunschgemäße Welt der Illusionen mit glücklichen Kühen, gackernden Hühnern, guten Puten.

Wenn die Wünsche der Verbraucher wirklich ernst genommen würden, dann dürfte es die industrielle Agro-Produktion schon längst nicht mehr geben: 92,3 Prozent der Verbraucher forderten einer schon 1997 veröffentlichten Umfrage der Zeitschrift *Brigitte* zufolge: „Nicht artgerechte Massentierhaltung sollte ausnahmslos verboten werden."

Da solche Massentierhaltung aber nicht verboten ist, sondern die vorherrschende Produktionsweise, müssen die Agro-Industriellen schon aus Imagegründen den Eindruck erwecken, als ob sie wunschgemäß produzierten. Worauf es ankommt, weiß die Branche ganz genau: „Bio" sei der „Mega-Trend der Zukunft", verkündete schon 1997 Antonius Nienhaus, damals Hauptgeschäftsführer der Centralen Marketing-Gesellschaft der deutschen Agrarwirtschaft (CMA). Die CMA ist die deutsche Version der österreichischen AMA und eigentlich kein Öko-Verein im engeren Sinne. Die CMA wird von den Landwirten finanziert und von den Interessenverbänden der Agro- und Lebensmittel-Industrie gesteuert. 52 Prozent des Grundkapitals halten Landwirtschafts-Lobbyisten, 45 Prozent die Lobby-Verbände der Ernährungsindustrie und des Handels, drei Prozent die Forstwirtschaft. Die Werbemacht der CMA ist mit einem Jahresetat von über 85 Millionen Euro enorm.

Eigentlich müssten die Bauern begeistert sein, dass die CMA für sie millionenteure Werbung macht. Doch nicht alle sind gleichermaßen angetan. Als „Selbstbedienungsladen der Ernährungsindustrie und Verschwendungsinstitution von Bauerngeldern" beschimpfte beispielsweise die Arbeitsgemeinschaft bäuerliche Landwirtschaft die CMA.

Nun ist die Vermarktungsagentur (bekanntester Slogan: „Fleisch ist ein Stück Lebenskraft") auch in einer prekären Position. Einerseits hatte ja schon Antonius Nienhaus das Bedürfnis nach natürlicher Nahrung früh erfasst und „Bio" zum „Mega-Trend" ausgerufen. Dennoch fällt es der CMA schwer, für Bio so richtig Reklamepower zu entfalten, denn damit hätte er ja die Mehrheit in seinem Lobbyistenverein vor den Kopf gestoßen: 98 Prozent der landwirtschaftlichen Produktion ist eben leider nicht Bio-Produktion, sondern solche mit Gift und Kunstdünger, mit Quäl-Ställen für Schweine, Hühner, Kälber, Puten.

Ein schwieriges Dilemma. Der verbraucherfreundliche Ausweg, einfach auf Öko-Erzeugung umzusteigen, verbietet sich, weil die erdrückende Mehrheit der Agrarier dies nicht will. Selbst nach der BSE-Krise, als der Ruf nach einer „Agrarwende" durch die deutschen Lande schallte und das Vertrauen der Verbraucher in die industrialisierte Landwirtschaft nahe Null war, opponierten Bauernverbände, Ernährungsindustrie und ihnen nahe stehende Professoren gegen die Bio-Produktion (siehe Kapitel 11). Die CMA versucht ersatzweise, die Erzeugnisse der Agrar-Fabriken möglichst nah an die Bio-Sphäre und ans Idyllisch-Kleinbäuerliche heranzurücken: alles eine Frage des Marketings. Daher sei, so ein CMA-Papier zu Marketingstrategien, die Bio-Produktion „als Imageträger für die gesamte Agrarwirtschaft interessant".

So durfte das Publikum einige der Agrar-Akteure bewundern, schön ausgeleuchtet, auf Hochglanzpapier, in teuren Anzeigen. Und lernte dabei beispielsweise Carsten Hübner kennen, Obstbauer aus Drewitz bei Berlin. Der setzt, wie er in der Anzeige sagte, „auf die Helfer der Natur". Bei der Schädlingsbekämpfung betreibt er die „Integrierte Produktion". Die sei „für alle deutschen Obstbauern heute eine Selbstverständlichkeit". Bei der „Bekämpfung der Schädlinge helfen Marienkäfer, Florfliegen, Raubmilben, Schlupfwespen und Vögel". Dass dabei immer noch Chemie zum Einsatz kommt, räumt er allerdings ein. So werden mit CMA-Geldern die Grenzen verwischt zwischen den wenigen echten Öko-Obstbauern und denen, die zur Giftspritze greifen.

Rüdiger Faustmann, auch ein CMA-Anzeigen-Star, ist Kartoffelanbauer im sächsischen Naundorf. Er produziert auf 410 Hektar 12 000 Tonnen Speisekartoffeln: „Wir praktizieren umweltgerechten Anbau", verkündete er stolz. Wer ihn allerdings fragen wollte, wie er seine 12 000 Tonnen bewältigt, so mutterseelenallein, wie er sich in der Anzeige präsentiert, und sogar umweltgerecht, der tat sich schwer.

Rüdiger Faustmann war im Telefonbuch nicht zu finden. Die CMA erklärte auf Anfrage, sie könne die Telefonnummern ihrer Anzeigen-

Stars nicht so ohne weiteres bekannt geben. Einer aus dem Schwarz-
wald hätte sich nämlich vor Verehrerinnen kaum retten können, drei
Damen wollten ihn gar gleich vor den Traualtar schleppen – dabei
war der Bauersmann glücklich verheiratet und Vater zweier Kinder.
Verständlich, wenn die Kontaktaufnahme deshalb erschwert wird.
Nicht ganz einfach ist es allerdings auch, wenn man, wie der Pensionist Haberditzl, ohne solche Hintergedanken gern Kontakt aufnähme
zu einem Bauern, einfach um zu erfahren, wer das Fleisch für den
Supermarkt erzeugt hat.

Für Karstadt beispielsweise. Karstadt verkauft Fleisch der Marke
„Bauernlob", mit einem CMA-Prüfsiegel aus „kontrollierter Aufzucht".
Auf den Prospekt haben die Werbekünstler einen hübschen Hof
gemalt, denn: „Alle Tiere müssen von bäuerlichen Betrieben stammen, wo sie tiergerecht gehalten werden." Der Reklamezettel versichert auch, „dass die Herkunft des Fleisches bis zum Erzeuger
zurückverfolgt werden kann".

In der Filiale in der Stuttgarter Königstraße, die ganz neu renoviert
ist, sehr edel und gourmetmäßig ausgestattet, kann der Mann von der
Fleischabteilung das Prospektversprechen nicht einlösen: „Von welchem Bauern das kommt, weiß ich auch nicht."

Umweltgerecht, kontrolliert, integriert: Das klingt alles sehr nach Bio-
Produktion. Dabei wissen die wenigsten Kunden, was damit gemeint
ist. Nach einer CMA-Untersuchung kennen immerhin 82 Prozent den
Begriff „biologische Nahrungsmittel". Nur wenige können indessen
die verschiedenen „alternativen Nahrungsmittel" unterscheiden. Nur
einer von vier Konsumenten kennt laut CMA-Umfragen den Begriff
„Integrierter Anbau". Bei einer Umfrage unter westdeutschen und
ostdeutschen Verbrauchern konnte sogar nur eine winzige Minder-
heit korrekt angeben, was unter integriertem Anbau zu verstehen ist:
Ganze 1,5 Prozent der Befragten im Westen und 1,3 Prozent im Osten
wussten, dass bei der „integrierten" Methode Kunstdünger und Gift
ebenso integriert sind wie jene Schlupfwespen und Raubmilben des
CMA-Obstbauern aus der Werbung. Beim „kontrollierten" Anbau
glaubten gar 16 Prozent im Westen und 26 Prozent im Osten, es

handle sich um ökologischen Landbau. „Angesichts der offensichtlichen Verwechslungsgefahr" raten die Autoren um den renommierten Neubrandenburger Professor Ulrich Hamm den echten Öko-Anbietern, auf den Begriff „kontrolliert" zu verzichten, solange keine staatlichen Mindestnormen dafür gelten. Die meisten Etiketten, die auf solche „kontrollierte Aufzucht" aus „bäuerlichen Betrieben" hinweisen, seien schlicht „Augenwischerei", meinte die *Lebensmittelzeitung* Ende 2001 in einem Bericht über eine Untersuchung der Verbraucherzentralen zur Etikettierung von Puten und Hähnchen. Zumeist hielten die Produzenten allenfalls die gesetzlichen Standards ein, und bei 20 Prozent sahen die Tester gar Gesetzesverstöße.

Immerhin pries ein Schild an jenem schweinepestverseuchten ostdeutschen „Tierzuchtgut Losten" mit seinen 62 000 Tieren die „kontrollierte Produktion", und „kontrollierte Qualität" verspricht auch der westfälische Wurstfabrikant Stockmeyer, der sich, schon bevor in Deutschland die ersten BSE-Rinder auftauchten, Teile seiner Rohware von der belgischen Schmuggler-Mafia liefern ließ: Beef unter BSE-Verdacht. Stockmeyer-Würste wurden dennoch von der CMA mit dem CMA-Gütezeichen beworben: „Aus deutschen Landen sicher auf den Tisch." Der Kunde wundert sich: Das ist nun nicht gerade das, was man sich unter Fleisch von glücklichen und gesunden Tieren vorstellt.

Die Groß-Agrarier und die Supermärkte unternehmen verständlicherweise nicht sehr viel, um die Verwechslungsgefahr zu beseitigen. Ihnen wird es auch nicht unangenehm sein, wenn sie vom positiven Image der echten Bio-Bauern profitieren. Die Schweizer Einzelhandelskette Migros hat ihre beiden Labels für Bio-Erzeugnisse und solche aus der Integrierten Produktion (IP) eher noch ein bisschen angeglichen. Der Effekt: „Die Migros verwirrt sogar die kritischen Kunden mit den Labels", schrieb das Magazin *Facts* im Sommer 1997. Denn, so *Facts*: „Die Kennzeichnung der grundverschiedenen Produkte ist damit jetzt so ähnlich, dass selbst kritische Konsumenten ins Zweifeln geraten und unsicher sind, ob sie nun ein IP-Produkt oder ein Bio-Produkt kaufen."

„Die einst als Orientierungshilfe gedachten Labels führen heute hauptsächlich zur Verwirrung der Konsumenten", konstatierte die *Züricher Weltwoche*. Es drängt sich der Eindruck auf, dass viele Erzeuger diese Verwirrung geschickt nutzen, um den Leuten ordinäre Massenware aus Tierfabriken und Giftgärten unterzujubeln. Auch die zahlreichen Gütesiegel, die mit Naturnähe und gesicherter Herkunft werben, haben mit Öko nichts zu tun – umso mehr zuweilen mit ungesetzlichen Praktiken.

Das „Herkunfts- und Qualitätszeichen Baden-Württemberg" etwa wirbt mit dem Slogan: „Gut zu wissen, was man isst und trinkt". Für dieses Siegel sind besonders strenge Bedingungen zu erfüllen, unter anderem beim Tierfutter. Weil die Siegel-Lebensmittel aus „umweltbewusster und tiergerechter Erzeugung" stammen, muss das Futter „weitestgehend aus heimischer Erzeugung stammen". Und: „Futtermittel-Zusatzstoffe sind bis auf wenige Ausnahmen verboten."

Diese Vorschrift ist besonders bemerkenswert, weil bei Kühen, die für die Freiburger Molkerei Breisgaumilch produzieren, im Jahre 1998 mehrfach auffällige Dioxinwerte gemessen wurden – zurückzuführen auf belastete Futterzusätze aus dem doch recht fernen Brasilien.

„Kraftfuttermittelzukauf ist nicht verboten", sagt Heinz Kaiser, der Hauptabteilungsleiter Milcherfassung und Logistik bei der Molkerei Breisgaumilch, die mit dem Herkunftszeichen wirbt. Doch er nimmt auch gleich seine Bauern in Schutz: Sie müssten den Kühen das Kraftfutter geben, damit die Milch so billig wird, wie es die Supermarktketten wie der HL-Markt verlangen. Aus welcher Weltgegend dann aber Raiffeisen seine Futterzutaten bezieht, und „was da alles verarbeitet wurde, das kann der Landwirt nicht nachvollziehen".

Gut zu wissen, was man isst und trinkt – wenn selbst der Bauer nicht weiß, was er verfüttert?

Oft weiß er auch, was er verwendet – und dass das nicht unbedingt ganz hasenrein ist. So flogen Ende 2001 Obstbauern aus dem Süden Baden-Württembergs auf, weil sie nicht zugelassene Spritzmittel verwendet hatten; gegen über 100 von ihnen wurden Bußgeldverfahren eingeleitet, in einigen Betrieben stellte die Polizei die gesamte Birnenernte sicher. Gegen Verantwortliche dreier Raiffeisen-Märkte wurde zudem ermittelt, weil sie die nicht zugelassenen Spritzmittel verkauft hatten. Und schließlich ermittelten Staatsanwälte, weil ausländisches Obst, unter anderem aus Polen und Belgien, als „Bodensee-Obst" verkauft worden war. Und alles unter dem Siegel des Vertrauens, dem „Herkunfts- und Qualitätszeichen Baden-Württemberg", dessen Ruf spätestens damit, meinte die *Stuttgarter Zeitung*, „schwer ramponiert" sei.

Für den Verbraucher wird es immer schwerer, zwischen Werbung und Wahrheit zu unterscheiden.

„Unser Programm ist das anspruchsvollste, das es derzeit auf der Welt gibt", verkündete der damalige CMA-Chef Antonius Nienhaus bei der Einführung des CMA-Prüfsiegels fürs kontrollierte Fleisch. Die Ersten, die die Plakette beantragten, zählen zu den großen Adressen der deutschen Fleischindustrie: die Moksel AG im bayerischen Buchloe, die Norddeutsche Fleischzentrale in Bad Bramstedt, die Westfleisch, die Herta GmbH. Als Pioniere der Öko-Bewegung sind diese bislang nicht hervorgetreten. Die „tiergerechte Haltung", die sie laut CMA-Werbung praktizieren, ist auch nicht unbedingt als Bio zu betrachten, räumte der CMA-Chef ein: „Das ist nicht ökologisch."

Trotzdem haben sich einige echte Bio-Unternehmen, wie die ostdeutsche Firma Biopark, das CMA-Siegel verleihen lassen – weil mangelhaft informierte Kunden das Label irrtümlicherweise als Glücksbeweis fürs Vieh betrachten. In Österreich war das genauso, weshalb die CMA-Schwester AMA in einem Prospekt das offizielle Bio-Siegel der österreichischen Öko-Bauern abdrucken kann. So dienen die aufrechten Öko-Bauern gleichsam als Vertrauenslieferanten für die Fleischindustrie.

Die Verwirrung wird komplett durch ein weiteres CMA-Zeichen: Das CMA-„Gütezeichen". Das „Gütezeichen" unterscheidet sich vom „Prüfsiegel" optisch kaum: Es trägt das CMA-Logo und die CMA-Farben grün-rot. Und während das Prüfsiegel „Deutsches Qualitätsfleisch aus kontrollierter Aufzucht" verspricht, attestiert das Gütezeichen „Markenqualität aus deutschen Landen. Ständig neutral kontrolliert".

Das CMA-Gütezeichen ziert industrielle Erzeugnisse aller Art. Mit Natürlichkeit muss das im engeren Sinne nichts zu tun haben, wie sich beispielsweise an verschiedenen Erzeugnissen aus dem Hause Wiesenhof zeigt.

„Wiesenhof" klingt schön, hat aber mit Wiesen oder gar einem Hof in diesem Falle nur sehr indirekt etwas zu tun. Es handelt sich um eine Handelsmarke des Wesjohann-Konzerns. Der ist außerhalb der Fachwelt eher unbekannt, weil er es vorzieht, dem Publikum in den Supermärkten unter dem idyllischen Namen „Wiesenhof" entgegenzutreten. Dabei hätte der Konzern eine größere Publicity durchaus verdient, denn es handelt sich um einen riesigen, in Fachkreisen sehr angesehenen internationalen Agro-Konzern, der im Jahr auf einen Umsatz von 250 Millionen Euro kommt. Der Konzern betreibt einen ganzen Verbund von Geflügelmastanstalten und Schlächtereien, in denen über 100 Millionen Masthähnchen pro Jahr erlegt werden. Und er ist nicht nur in Deutschland tätig: Jedes dritte Hähnchen, das weltweit verzehrt wird, stammt aus einem Wesjohann-Betrieb.

Die Firma produziert auch Geflügelprodukte, zum Beispiel einen Truthahn-Bierschinken, mit CMA-Logo, erhältlich im Kaufhof für etwa einen Euro pro 80-Gramm-Packung. Das Plastiketikett verspricht reinen „Geflügel-Genuss", und zwar ohne Einschränkung: „100 % Geflügel – 100 % Geschmack". Alles werde „ständig neutral kontrolliert", dafür bürgt mit ihrem Stempel die CMA. Ein begnadeter Rechner kann der CMA-Kontrolleur indessen nicht gewesen sein. Denn die Packung mit „100 Prozent Geflügel" enthält mehr als 100 Prozent: Das Etikett des Delikatess-Truthahn-Bierschinkens dokumentiert die zusätzlichen Inhaltsstoffe ausführlich: „Trinkwasser, jodiertes Nitritpökelsalz, Glukose, Lactose, Gewürze, Stabilisator: Natriumcitrat, Würze, Geschmacksverstärker: Natriumglutamat, Antioxidationsmittel: Natriumisoascorbat".

Wer eine feine Nase hat, meidet das Erzeugnis, denn nach Öffnen der Kunststoffverpackung verströmt es einen geflügelfremden, strengen Geruch. Was die CMA mit ihrem „Gütezeichen" als „Güte" adelt, muss also nicht jener Güte entsprechen, die der Feinschmecker sich wünscht.

Ähnlich unfein riecht ein Fleischsalat, der im Kaufhof feilgeboten wird für 1,30 Euro pro 200-Gramm-Plastikbecher. Was daran, wie das CMA-Siegel verspricht, „ständig neutral kontrolliert" wird, erschließt sich ebenfalls nicht auf Anhieb. Laut CMA gehört eine „sensorische Prüfung dazu", also Geruch und Geschmack. Der CMA-Prüfer muss nicht nur ein schlechter Rechner, sondern auch an Nase und Gaumen recht abgehärtet sein. Denn die von blassroten Streifen durchzogene, glänzend weiße Masse riecht nach Plastik und schmeckt auch kräftig nach den Künsten des Chemikers. Der war auch, tatsächlich, laut Packungsaufschrift, bei der Rezeptur beteiligt. Das Gemenge wurde zwar, wie die Packung verkündet, „ohne Zusatz von Konservierungsstoffen" hergestellt, dafür aber mit: „Fleischbrät (Schweinefleisch, Rindfleisch, Speck, Wasser, Stärke, Nitritpökelsalz, Stabilisator: Ascorbinsäure, Gewürze), pflanzliches Öl, Gurken, Wasser, Zucker, Weinessig, Senf, Eigelb, Salz, Gewürze, Erbseneiweiß, modifizierte Stärke, Verdickungsmittel (Johannisbrotkernmehl, Guarkernmehl, Natriumalginat), Geschmacksverstärker: Natriumglutamat".

Immerhin versichert der CMA-Stempel, dass alles, samt Natriumalginat und Guarkernmehl, „aus deutschen Landen" stammt. Denn auf das Deutschtum legt die CMA besonderen Wert. In der Frauenzeitschrift *Marie Claire* beispielsweise verkündete ein Jodler-Gockel mit Lederhose und Gamsbart: „Ein deutsches Hähnchen erkennen Sie nicht am Trachtenlook", sondern an jenem Gütezeichen für die „Markenqualität aus deutschen Landen". Deutsch sein heißt gesund sein, glücklich und satt, jedenfalls im Falle des Gockels: „Ein deutsches Hähnchen wird tiergerecht in Bodenhaltung mit hochwertigem Futter aufgezogen."

Eine schöne Vorstellung in Zeiten globaler Verflechtung, dass Deutschtum für das Gute bürgt, sichtbar am CMA-Logo. Leider aber ist es nicht ganz so einfach. In Zeiten der industriellen Nahrungsproduktion ist es komplizierter mit den nationalen Identitäten.

Da gibt es zum Beispiel jene „Puszta-Hähnchenbeine". Die haben mit Ungarn nicht sehr viel zu tun. Sie werden in einer großen Halle am Rande des thüringischen Ortes Hainspitz auf Paletten verladen. Ver-

(Glühendes Messer

mutlich sind es also deutsche Hähnchenbeine. Jede Packung trägt auf der Plastikhülle auch das bekannte CMA-Gütesiegel für „Markenqualität aus deutschen Landen". Ein Gabelstapler hebt die Hähnchenbein-Paletten in einen riesigen Sattelschlepper. Der soll die Sachen, zusammen mit anderen feinen Häppchen wie etwa „Hühnerklein mit Gemüse", in Supermärkte des „Metro"-Konzerns zwischen München und Berlin bringen.

Merkwürdig nur: Der Sattelschlepper trägt ein holländisches Kennzeichen. Vor dem Firmengebäude steht darüber hinaus ein Opel Vectra mit holländischer Nummer. Und auch der Geschäftsführer ist ein Holländer, ein hagerer, grauhaariger Herr. Denn die Marke Astenhof, die die Halle und die Hähnchenbeine ziert, gehört zu dem niederländischen Geflügelkonzern Goossens. Der schlachtet in Holland täglich 160 000 Stück Federvieh und hat auch in den Wäldern um Hainspitz einige Hähnchenmastanlagen aus alten DDR-Zeiten übernommen.

Die deutsch-holländische Firmenfamilie schafft sinnvolle Synergie-Effekte, meint der freundliche Geschäftsführer aus Holland. Denn dank der geschäftlichen Verbindung zwischen holländischen und deutschen Hähnchen-Erzeugungsfabriken können allfällige Lieferlücken schnell geschlossen werden: „Wenn wir in Holland Überschüsse haben, bringen wir sie hierher, und umgekehrt."

Nun müssen natürlich die holländischen Hähnchen nicht schlechter sein als die deutschen. Es wäre wohl im vereinten Europa auch eine Form von irregeleitetem Nationalstolz, der Massenware aus der Heimat höhere Qualität, ja ein glücklicheres Leben zuzuschreiben als der Massenware aus dem Nachbarland. Zumal nicht nur Goossens/Astenhof grenzüberschreitend produzieren, sondern auch zahlreiche andere Hühnerhersteller, Eiererzeuger oder Putenproduzenten. Immerhin: Goossens verspricht, eine Herkunftsgarantie einzuführen und einen „lückenlosen Lebenslauf" für die Gockel, die nicht nur in Deutschland und Holland, sondern auch in Frankreich, Polen und Ungarn produziert werden. „In Zeiten eines zusammenwachsenden Europas muss der Begriff Herkunftsgarantie neu definiert werden", verkündete Geschäftsführer Johannes Heinen in der *Lebensmittelzeitung* im September 2000.

Die CMA singt gleichwohl unverdrossen das hohe Lied der Heimat, bringt uns die Erzeugnisse der Agro-Industrie mit einem nationalen Akzent nahe, als ob das Deutschtum eine besondere Form der Lebensqualität sei, für uns und das Mitgeschöpf. „Alles Gute, die deutsche Pute", reimen die Reklamedichter von der CMA beispielsweise.

Nun gilt Deutschland tatsächlich in Branchen wie der Autoindustrie als Garant für Produktqualität. Lebensqualität muss damit indessen nicht zwingend einhergehen, bei den Menschen nicht, und auch nicht bei den Puten. Viel Raum für Individualität bleibt der deutschen Pute zumeist nicht. Sie lebt in der Regel in recht großen Gesellschaften: In einem durchschnittlichen Stall der Firma Heidemark, die zu den Marktführern gehört und mit Staatsgeld eine riesige Schlachtanlage bei Magdeburg gebaut hat und kleinere Bauern mit der Lohnmast betraut, leben 5000 Puten. Im niedersächsischen Kreis Cloppenburg halten die Putenmäster im Durchschnitt 10 000 Tiere, in größeren Ställen drängeln sich bis zu 25 000 Tiere. Da geht es natürlich nicht immer ganz friedlich zu. Einsteiger im Puten-Business müssen mit aggressivem Federvieh rechnen, warnt das Merkblatt 291 der Deutschen Landwirtschafts-Gesellschaft. Im Massenstall, so das Merkblatt, „neigen Mastputen zu Federpicken und Kannibalismus", weshalb empfohlen sei, vorsorglich „die Schnäbel zu kupieren". Dem Anfänger seien detaillierte Handreichungen gegeben:

„Es stehen zwei erprobte Methoden zur Verfügung: das Kupieren des Oberschnabels mithilfe eines glühenden Messers und das Kupieren mithilfe eines Laserstrahles. Bei Letzterem wird beim Eintagsküken an der vorgesehenen Trennstelle ein Loch in den Oberschnabel gebrannt. Hierbei fällt die Schnabelspitze nicht unmittelbar, sondern erst nach einigen Tagen ab. Somit können die Tiere in den ersten kritischen Tagen problemlos Futter aufnehmen."

Das Merkblatt zeigt: Es waltet, bei aller Massenabfertigung, doch ein bisschen Mitgefühl fürs Mitgeschöpf. Die Experten aus der Geflügel-

(Glühendes Messer

industrie sehen aber auch den Mäster als Menschen, der durch die unschöne Arbeit in der eigenen Tierfabrik seelisch Schaden nehmen könnte: „Der Putenmäster unterliegt neben der körperlichen Belastung auch einer psychischen, da die Gefahr von Tierverlusten durch unzureichende Aufnahme von Wasser und Futter sowie durch Erdrücken sehr hoch ist", weiß ein maßgebliches Fachorgan, das *DGS Magazin.*

Glücklicherweise kann der sensible Putenfabrikant die seelische Belastung mindern, indem er dem Exitus im Putenstall medikamentös entgegenwirkt. Er kann, ganz legal, einen ganzen Cocktail gesetzlich zugelassener Arzneimittel täglich ins Futter kippen.

Der kritische Agrarbericht 1997 beschrieb solche Rezepturen:

„Industriell hergestellte Fertigfuttermittel für Puten enthalten neben einem Kokzidiose- und Schwarzkopfkrankheit-Prophylaktikum häufig auch nutritiv wirksame Fütterungsantibiotika, die die Futterverwertung verbessern sollen. Als zugelassene Antibiotika werden bei Puten bis zur 26. Woche Flavophospholipol, Spiramycin, Virginamycin und Zinkbacitracin eingesetzt. Kokzidiostatika wie Monensin, Amprolium, Robenidin, Halofunginon, Metichlorpindol oder Lasalocid sind zumeist bis zur 12. Woche im Futter enthalten. Zur Verhütung der Schwarzkopfkrankheit bei Puten sind Nifursol und Ipronidazol zugelassen."

Der kritische Agrarbericht findet diesen Medikamenteneinsatz „unverantwortlich". Humorbegabte Veterinäre aus dem Norddeutschen nehmen es eher von der heiteren Seite: „Wer Putenschnitzel isst, kann sich den Weg in die Apotheke sparen." Der Konsument erfährt davon natürlich nichts, er hört nur regelmäßig, dass Rückstände von derlei Mitteln im Putenfleisch gefunden wurden. Verborgen bleibt, von welchem Industriebetrieb das betreffende Schnitzel stammte und in welchem Supermarkt es verkauft wurde.

Der Supermarkt als Daseinszweck und -bestimmung: Für die Truthühner hat ein Leben, das auf neonbeleuchtete Kühltheken hinzielt, nur wenig Freuden zu bieten. Es währt auch nicht sehr lange. Dank der imposanten Futter-Mixtur wachsen sie rapide: Die weiblichen

Tiere erreichen in 16 Wochen 9,5 Kilo und die Hähne in 22 Wochen 19,5 Kilo Lebendgewicht. Dieses ist, weil die Tiere vor allem wegen ihrer Brust geschätzt und gekauft werden, ein bisschen ungleichmäßig verteilt. Die Brust hat dank züchterischer Künste ein gewisses Übergewicht bekommen, weshalb die Pute Mühe hat mit dem aufrechten Gang. „Man muss sich das vorstellen wie bei einem Wanderer, der sich einen schweren Rucksack vorn auf die Brust geschnallt hat", sagt Professor Ulrich Neumann, Leiter der Klinik für Geflügel an der Tierärztlichen Hochschule Hannover. Das dauernd drückende Gewicht geht natürlich auf die Knochen. Das gebeugte Tier bekäme, sagt Neumann, „X-Beine" oder „verdickte Beine".

Die unheilvolle Gewichtsverteilung hat leider auch zur Folge, dass die Fortpflanzung bedroht ist, weil der Puter die Pute kaum noch besteigen kann aus statisch-dynamischen Gründen. An seine Stelle tritt deshalb der Mensch, allerdings in einer nicht ganz artgerechten Rolle: als „Truthahn-Masturbator". Dessen Tagwerk verlangt, wie die belgische Zeitung *De Morgen* einmal beobachtet hat, viel Übung und ein feines Gespür fürs Tier. Denn der Mann verrichtet seine Arbeit auf oralem Wege, so das belgische Blatt: „Er nimmt dem Truthahn per Blasrohr Sperma ab und überträgt es den Hennen."

Das Leben, solchermaßen der freudigen Elemente beraubt, bleibt bloßes Vegetieren in einer Welt, in der auch der Mensch schließlich zu absurden Verrichtungen genötigt ist. Mit natürlichen Verhältnissen, wie es der romantische Kunde gern hätte, hat es nicht viel zu tun. Das gilt erst recht fürs Lebensende in der Geflügelfabrik. Für Pietät ist kein Platz: „Der Trend geht auch hier zur Vollautomatisierung", meldet das Fachorgan *Die Ernährungsindustrie*. So werden beispielsweise die Broiler, wie im Fachjargon die Masthähnchen genannt werden, gleichsam fließbandmäßig entleibt. Das Fachblatt beschreibt das System, nüchtern und ohne Mitgefühl für Broilers letzten Gang, eigentlich ein mechanischer Vorgang, bei dem der Todeskandidat, noch lebend, schon am Haken hängt: „Die Hängebahnen transportieren die Broiler nacheinander durch den Betäuber, Töter, Brüher und Rupfer." Immerhin ist der Gockel nicht ganz allein in so einer Lage:

Bis zu 8000 Broiler pro Stunde kann eine moderne Anlage verarbeiten, ganz rationell. In der „Töterabteilung", so das Fachblatt, „werden der Kopf und die Luftröhre zusammen mit der Speiseröhre entfernt. Die Därme einschließlich Kropf und Lungen werden dann zusammen mit den Innereien aus dem Körper gezogen." Der verbleibende Rest kommt je nach Bedarf in eine Zerteil- und Filetiermaschine. Die Reste am Knochen nagt ein spezielles „Fleischrückgewinnungsgerät" ab. Diese Fleischreste eignen sich immer noch, so das Fachblatt, „für die Herstellung verschiedener Imbisse und Wurstwaren".

Einer der führenden Anbieter solcher Geräte ist die niederländische Firma Stork. Deren Tochterfirma „Stork Titan" produziert eine „Hochdruck-Formmaschine", mit der sich die Fleischreste zu Hamburgern und ähnlichen Presswaren verarbeiten lassen. Auch für Brathähnchen hat sie praktische Apparate, wie das „Nu-Tech Bratfertigsystem", das ein revolutionäres Gerät ist, weil es durch einen vollautomatischen „Gedärme / Gallenblasenabnehmer" das fließbandtechnische Entfernen der Eingeweide perfektioniert: Da hängen die Hähnchen dann nebeneinander, dazwischen immer ihr „Eingeweidepaket", das am Stück entnommen wurde von der kühlen Maschine. Ein Vorteil ist, dass da kaum jemand hinsehen muss: Mit Nu-Tech lassen sich, so der Prospekt, „bei 3600 Stück pro Stunde bereits zwölf Arbeitskräfte einsparen".

Zu den Kunden von Stork gehört unter anderem Wesjohann-Konzern mit seiner vom CMA-Zeichen gezierten Marke „Wiesenhof". Das deutet darauf hin, dass das CMA-Logo nicht unbedingt fürs Idyll und bäuerliche Beschaulichkeit bürgt, sondern für besonders professionelle industrielle Produktion.

Das CMA-Prüfsiegelfleisch werde „im Wesentlichen unter den üblichen Bedingungen heutiger intensiver Massentierhaltungen erzeugt", notierte deshalb *Der kritische Agrarbericht*. Das CMA-Prüfsiegel erlaubt Antibiotika und künstliche Wachstumsförderer ebenso wie die berüchtigten Spaltenböden, auf denen die Tiere rutschen und schlecht stehen können. Mehr noch: die CMA-Regeln behindern sogar eine naturnahe Aufzucht, schreiben faktisch die Turbo-Mast vor, monierte schon vor einigen Jahren die Zeitschrift *Öko-Test*: „Rindfleisch von Tieren aus artgerechter Haltung mit viel Auslauf und Zeit zum Wachsen ist von der Zeichenvergabe praktisch ausgeschlossen." Denn: Ein Jungbulle beispielsweise darf höchstens 18 Monate alt sein, wenn er auf die Schlachtbank geht. Für eine Weidehaltung ist das viel zu kurz. Absurde Konsequenz: Weil viele Supermarktketten vom Lieferanten das CMA-Label verlangen, haben nach *Öko-Test*-Recherchen einige Bauern ihre artgerechte Freilaufhaltung wieder aufgegeben und auf Intensiv-Mast umgestellt. „Die Weiden werden umgepflügt, die Tiere müssen in den Stall umziehen", sagte Hermann Beimgraben von der Bäuerlichen Erzeugergemeinschaft Süd-West-Holstein dem Reporter des Öko-Magazins.

Ein paradoxer Effekt: Die Kunden wollen glückliche Tiere, kaufen CMA-Fleisch – und fördern damit die Tierfabriken. Für die Öko-Tester war damit das Urteil über das CMA-Siegel klar: „Nicht empfehlenswert."

Andere Marken kamen ebenfalls nicht gut weg. Von der Edeka-Marke „Gutfleisch" rieten die Öko-Tester ab, von der „Landklasse" aus dem Hause Coop Schleswig-Holstein, vom „Birkenhof-Fleisch" aus dem Hause Tengelmann wie von vielen regionalen Fleischmarken aus dem Odenwald, aus Thüringen, dem Oldenburger Land, Baden-Württemberg. Insgesamt 31 Labels erhielten in Heft 3/2001 das Prädikat „weniger" oder „nicht empfehlenswert": Weil Tiermehl oder Gen-Futter nicht verboten war, weil keine artgerechte Tierhaltung vorgeschrieben war oder weil nicht einmal die Verfütterung von Wachstumsförderern verboten war, jenen Pharma-Cocktails, die für unnatürlich schnelle Gewichtszunahme sorgen. Selbst bei dem hoch gerühmten CMA-Fleisch sind diese nicht generell untersagt. Nur 36 von 88 überprüften Marken bekamen schließlich das Prädikat „empfehlenswert".

Unter den empfehlenswerten Marken waren vor allem die Labels der echten Bio-Verbände: Bioland, Demeter und andere. Diese Bio-Pioniere bemühen sich um eine naturschonende Erzeugung von Nahrungsmitteln – mit großem Erfolg. Doch mit wachsenden Umsätzen neigen manche Bio-Produzenten zu einer zwar geschäftsfördernden, aber fragwürdigen Aufweichung der ökologischen Prinzipien. Die Kritik in den eigenen Reihen nimmt zu, und namentlich die Tierschützer sind auch nicht immer glücklich über die Lebensbedingungen der Hühner, Rinder, Schweine auf den umsatzstarken Bio-Höfen.

7.

Grüne Hölle

Zoff in der Szene

Big Business in Bio: Kolchosen im Osten, Plantagen in Brasilien / Weshalb unter Brauern der Bier-Krieg ausbrach / Bio-Bluff bei Chiquita-Bananen / Öko-Milch im Tetrapak? / Die Schizophrenie der Bewegung

Die Kühe haben es gut hier: Sie sind, zumindest im Sommer, viel an der frischen Luft. Sie haben Platz und eine prima Weitsicht, denn die Gegend ist platt, kein Hügel verstellt die Aussicht. So sehen die Rindviecher schon von weitem, wenn Besuch kommt. Denn manchmal sieht ein Mann nach dem Rechten, flickt die Zäune oder kümmert sich um die Kuh, wenn diese ein Kalb kriegt, wie ein Cowboy. Hier reitet er aber nicht, sondern fährt VW Polo, denn die Herde ist groß und das Gelände weit: Mehrere tausend Rinder leben auf der Halbinsel Darß-Zingst, auf 4000 Hektar.

Die Halbinsel liegt, grob gesprochen, neben Rügen, in einer Landschaft, die ehedem zur DDR gehörte. Viel Aufbauarbeit wurde seither geleistet, neue Häuser wurden gebaut mit schmucken Reetdächern, neue Hotels und Kuranlagen. Das Neue verbindet sich mit dem Alten zu einer aparten Mischung. Neben einem Kurhaus mit dem verstaubten Charme der 70er-Jahre, das in Ruhe vor sich hinrottet, ist im Ostseebad Ahrenshoop eine neue Pension entstanden mit einem Café namens „Namenlos" und Meerblick. Die Begegnungsstätte der Volkssolidarität ist in einem anderen Dorf erhalten geblieben, hinzugekommen ist das China-Restaurant Hongkong. Für Kurgäste gibt es eine Ausstellung über 40 Jahre Aktfotografie im Osten und überall Wiesen und Kühe, Kühe, Kühe.

Früher waren es noch mehr Kühe, 8500 Stück lebten auf dem gleichen Gelände. Sie gehörten zum VEG Zingst, dem „Volkseigenen Gut". Nach der Wende kam Karl-Heinz Daetz aus Rostock, wo er in einem Staatsbetrieb gearbeitet hatte. Hier, am nördlichen Rand der Republik, erkannte er eine Marktchance: Bio. „Diese Region", sagt Geschäftsführer Daetz, „ist für Mensch und Tier schon immer eine Oase gewesen". Und er gründete eine GmbH & Co KG mit ökologischem Anspruch.

Er ließ riesige Ställe bauen, direkt neben den alten Baracken aus DDR-Zeiten, riesige Silos auch fürs Winterfutter, wenn die 3000 Rindviecher von der Weide geholt werden. Die großen grünen Stallhallen seien, sagt Daetz, nach strengen tierschützerischen Regeln errichtet worden, so streng, dass Fremde draußen bleiben müssen, vor der Seuchenwanne, einer überdimensionalen Pfütze im Eingang, durch die die Rindviecher zum Schutz vor Ansteckung geschleust werden.

Die grünen Eisenkoppeln, in denen die Rinder zusammengetrieben werden, erinnern ein bisschen an den Schlachthof von Chicago, und der 70 000-Euro-Traktor Marke John Deere mit eingebauter Klima-Anlage zeugt von agrarischer Modernität.

Biopark heißt die Marke, zu der dieser Betrieb und 500 weitere gehören – Biopark ist Big Business in Bio. Die Tiere werden, wenn ihre letzte Stunde geschlagen hat, in Schlachthöfe der großen Agro-Konzerne wie Moksel, Anuss und die Norddeutsche Fleischzentrale verfrachtet, und hernach, in Teilen, an Großabnehmer verkauft: Tengelmann, Edeka, Kaiser's, an Nestlés Alete und Hipp, den bayerischen Babykost-Hersteller. Denn Biopark ist der größte unter den deutschen Bio-Anbietern. Neben den Kühen auf Zingst gehören tausende andere dazu, insgesamt über 60 000 Rindviecher.

Die Konkurrenz aus dem Osten ist der westdeutschen Bio-Szene nicht sehr willkommen. Bio-Bauer Stephan Kreppold, Bioland-Bauer aus der Augsburger Gegend, verkaufte früher einiges an bayerische Abnehmer wie Hipp. Doch mit der Ware aus den östlichen Öko-Kolchosen kann er nicht konkurrieren: „Wir kommen da nicht mehr unter."

Alete beispielsweise arbeitet, wie Bio-Bauern beklagen, nur mit Lieferanten zusammen, die mehr als 100 Mutterkühe besitzen. Das führte schon zu „innerverbandlichen Unstimmigkeiten" bei kleineren Biopark-Mitgliedsbetrieben, wie die *Bauernstimme* Anfang 1998 berichtete, das Zentralorgan der Klein-Agrarier. Der Zingster Geschäftsführer Daetz hingegen verweist kühl auf die rationelleren Betriebsgrößen im Osten und die rückständigen Produktionsmethoden der Dörfler im Westen: Erst ab 100 Hektar, erzählt er beispielsweise bäuerlichen Besuchern aus Bayern, sei ein Betrieb wirtschaftlich zu führen: „Man kann das Rad der Geschichte nicht zurückdrehen."

Der Streit in der Bio-Szene ist symptomatisch. Plötzlich sind die Bio-Bauern in eine Lage geraten, die vor wenigen Jahren nicht abzusehen war. Plötzlich wollen auch die Supermärkte Bio kaufen, und plötzlich gibt es, dank Deutsch-Ost, Agro-Fabriken, die Bio auch so liefern können, wie es die Großabnehmer wünschen: regelmäßig, in stets gleicher Qualität, in großer Menge und daher billig. Denn die Supermärkte wollen nicht bei Bio ihre wichtigste Waffe im Kampf um die Kundschaft aus der Hand geben: supergünstige Niedrigpreise. Und wenn Läden wie Karstadt, Rewe, Dixi oder Magnet mit Schleuderpreisen die Öko-Kunden locken wollen (siehe Kapitel 8), müssen sich die Bio-Bauern beugen. Der Grünen-Europaabgeordnete und Bio-Bauer Friedrich Graefe zu Baringdorf sieht daher „im Zeitraffer" all die Probleme auf die Öko-Agrarier zukommen, mit denen sich die herkömmlichen Bauern seit längerem herumschlagen: den Streit zwischen den kleinen Familienhöfen und den riesigen Agrarfabriken, die unbarmherzige Preisspirale, die nur den Weg nach unten kennt, die Suche nach immer rationelleren Produktionsmethoden.

Während die herkömmlichen Bauern ohne große Skrupel mit Gift und chemischem Dünger möglichst billig produzieren, hatten die Öko-Bewegten ja ursprünglich höhere Ziele. Sie wollten Lebensmittel anbieten, die gesund sind, die gut schmecken, die guten Gewissens zu genießen sind, weil sie die Umwelt schonen und die Tiere.

Die Bauern in den Verbänden, die sich zur Arbeitsgemeinschaft Öko-logischer Landbau (AGöL) zusammengeschlossen haben, sind längst keine gamsbarttragenden Bio-Jünger mehr. Sie betreiben die Land-wirtschaft nicht in der lässigen Art jener Landkommunen der 70er-Jahre, bei denen die Kuh einsam auf dem Felde stand und allmorgendlich vor dem Melken mühsam ausfindig gemacht werden musste. Die Öko-Bauern sind hoch professionelle Agrarier. Mit über 300 000 Hektar sind die vereinigten Öko-Verbände zudem eine wirtschaftliche Größe, als Lizenzgeber mit ihren Vertrauen erweckenden Bio-Labels ein begehrter Geschäftspartner der Lebensmittelindustrie. Und sie sind natürlich auch Lobbyisten in Sachen Landwirtschaft.

Leider sind die Kriterien für das, was als „bio" gelten darf, nicht durch Naturgesetze nachweisbar oder als göttliche Botschaften abrufbar. Die Kriterien sind durchaus variabel – und oft von Verband zu Verband verschieden. So verbieten die Richtlinien des AGöL-Dachverbandes nicht, den Rindern die Hörner abzusägen. Bioland empfiehlt bloß davon abzusehen, Demeter hingegen verbietet es ganz. Demeter und Bioland sind aus dem Dachverband ausgetreten, was die Übersichtlichkeit über die Richtlinienpraxis nicht gerade erleichtert.

Selbstverständlich verbieten alle Öko-Verbände die Käfig-Qual von Hennen. Und alle AGöL-Hennen müssen Öko-Futter bekommen, Antibiotika als Futterzusatz sind verboten. Aber mehr Platz im Stall oder mehr Auslauf im Freien haben die Öko-Hühner nicht unbedingt. Im *kritischen Agrarbericht* bemängelt deshalb Barbara Rempe vom Deutschen Tierschutzbund schon 1997 die Regeln der Öko-Verbände: „Wenn diese Vorschriften an die Haltung auch anspruchsvoller sind" als die diverser Supermarkt-Labels, so seien sie dennoch „in vielen Punkten zu unkonkret, um einen ausreichenden Schutz unserer Mitgeschöpfe zu sichern".

Strenger sind die Vorschriften eines Verbandes namens Neuland, die der Deutsche Tierschutzbund mitgestaltet hat. Sie enthalten Vorschriften über die maximale Größe von Herden auf einem Hof, mehr Freiraum für Mastschweine, mindestens 2,4 Quadratmeter pro erwachsenem Tier, während das Bioland-Schwein nur 1,2 Quadratmeter haben muss. Ganzjähriger Auslauf ins Freie ist vorgeschrieben, verboten sind Enthornen, Schnabelkürzen, Nasenringe.

Allerdings: Öko-Futter ist bei den Tierfreunden von Neuland nicht zwingend vorgeschrieben. Da haben es die AGöL-Viecher wieder besser. Bei ihnen geht es vielleicht enger zu, aber das Essen ist wenigstens lecker. So gibt es, leider, keinen Verband, bei dem die Tiere so richtig rundum glücklich sein können. Auch bei den Öko-Profis ist das Tier in erster Linie ein Nutz-Tier, das dem Bauern Gewinn bringen soll.

Deshalb achtete die AGöL als Öko-Lobbyverband bei der EU in Brüssel darauf, dass die Vorschriften nicht allzu streng werden. Bei den Beratungen zu einer neuen EU-Richtlinie drängen die Öko-Lobbyisten auf realitätsgerechte Regeln, die das Glück der Tiere nicht als oberste Maxime angehen. Dass die Tiere ins Freie dürfen, glücklich auf den Wiesen grasen, sei, so eine AGöL-Stellungnahme zu neuen europäischen Bio-Regeln, „in der Praxis nicht immer durchsetzbar". Schließlich gebe es, vor allem in Süddeutschland, „Pionierbetriebe des ökologischen Landbaus" mitten im Dorf, bei denen die Tiere das ganze Jahr im Stall stehen müssen. Und da müsse man die Tiere eben auch anbinden: „Es ist nicht sachgerecht, grundsätzlich zu verbieten, dass Tiere in Anbindehaltung stehen."

Tierische Freiheit und „Fleischerzeugung", wie das in der AGöL-Stellungnahme hieß, widersprechen sich offenbar. Bei Rindern, aber auch bei Schweinen sei es die „Ausnahme", dass die Tiere „in der Fleischerzeugung Auslauf haben". Die „Auslaufklausel für Masttiere" in den neuen EU-Vorschriften müsse also „gestrichen werden". Und auch „Ausläufe für Mastgeflügel sind unter unseren Bedingungen praxisfern".

Mit dem Geflügel meinen es die AGöL-Erzeuger ohnehin nicht besonders gut. Mittlerweile halten Öko-Erzeuger, die Supermärkte beliefern, bis zu 18 000 Puten oder 140 000 Hühner. Als die EU daher vorschlug, in ein „Geflügelhaus" mit 1600 Quadratmetern maximal 4800 Hühner oder 4000 Enten oder 2500 Gänse oder Puten zu stecken, traf sie der Zorn der Ökos: „Detailverliebte Überregulierungen in der ökologischen Geflügelhaltung und Eiererzeugung" donnerte die AGöL gen Brüssel, „gehören nicht in eine EU-Verordnung!"

Insbesondere forderte die AGöL, „keine Maximalgrößen für Geflügelhäuser vorzuschreiben", „keine maximalen Bestandsgrößen je Stalleinheit für Geflügel vorzuschreiben" und „kein Mindestschlachtalter für Geflügel vorzuschreiben".

Auch sollten kleinere medizinische Eingriffe wie etwa das Absägen der Hörner oder das Zähnekneifen im Gesetz nicht als „Verstümmelung" bezeichnet werden, sondern als „zootechnische Verfahren".

Überhaupt sollten die EU-Beamten sich von antiquierten Vorstellungen über romantische Bio-Höfe verabschieden: „Betriebe des ökologischen Landbaus sind keine Zoos, auf denen eine Vielzahl von Haustierarten oder -rassen bewundert werden können."

Jenseits dieser donnernden Lobby-Rhetorik gewinnt auch die Debatte innerhalb der Bio-Branche an Dynamik. Öko-Experten kritisieren allzu liberale Verbandsrichtlinien oder ungebremsten Expansionsdrang. Die Zeitschrift *Ökologie & Landbau* berichtete Ende 1997 über Untersuchungen, wonach angebundene Kühe doppelt so häufig an Fruchtbarkeitsstörungen und viermal so oft an Zitzenverletzungen litten wie ihre Artgenossinnen, die sich im Stall frei bewegen durften. Das Fachblatt forderte daher mehr Freiheit für die Öko-Kühe. Schließlich werde in den verschiedenen Öko-Richtlinien „die artgerechte Tierhaltung explizit als Ziel genannt" und als „Vermarktungsargument eingesetzt". Es sei also angezeigt, dies umzusetzen „und damit letztlich auch Verbrauchererwartungen zu erfüllen".

Und anders als der deutsche Öko-Dachverband fordert die britische Soil Association, den Expansionsdrang der Bio-Betriebe europaweit strenger zu begrenzen. Der EU-Vorschlag, bei Geflügel 4000 Tiere pro Hektar zuzulassen, sei viel zu großzügig. 1000 Tiere seien das Maximum, um ökologische Glaubwürdigkeit zu bewahren. „Es ist ehrlicher, an unseren Prinzipien festzuhalten und dem Verbraucher zu sagen, dass echte Öko-Erzeugnisse eben erheblich teurer sein müssen", meint Patrick Holden, Direktor bei Soil Association. Viele Verbraucher seien bereit, den angemessenen Aufpreis zu bezahlen für wirkliches Bio-Geflügel: „Das würde uns erlauben, auch mit höheren Standards wirtschaftlich zu arbeiten", glaubt der Brite. Die Hühner würden sich freuen, denn sie nutzen eher die Freiheit zum Ausgang, wenn sie in kleineren Gruppen leben: Britischen Untersuchungen zufolge nutzen in Hühnerställen mit 1000 bis 4000 Tieren nur 10 bis 15 Prozent den angebotenen Auslauf, in kleinen Gruppen mit unter 500 Hennen streben hingegen 90 Prozent zwischendurch mal ins Freie.

Die Debatte wird wohl an Schärfe zunehmen. Denn die Öko-Betriebe sind in einer verzwickten Lage: Einerseits sind sie Hoffnungsträger für eine verträgliche Lebensmittelerzeugung, andererseits produzieren sie nicht im siebten Öko-Himmel, sondern hienieden und stehen in Konkurrenz zu den Billig-Erzeugern. Die Bio-Bewegung hat ihren Elchtest noch nicht bestanden. Noch ist offen, ob sie sich mit hochwertigen, auch teuren Produkten und hohen ökologischen Standards behaupten kann, oder ob sie abkippt in den unbarmherzigen Preiskampf der Supermarktketten, in die High-Tech-Küchen der Lebensmittelkonzerne, ins Big Business der globalen Agro-Industrie.

Für den Konsumenten, der eigentlich „Bio" will, wird die Lage ebenfalls komplizierter. Je größer das Angebot, je vielfältiger die Bio-Palette aus aller Welt, desto schwieriger ist es auch zu beurteilen, ob das Angepriesene den hehren Zielen entspricht.

In Brasilien beispielsweise produzieren sie jetzt Palmöl biologisch. Die Plantage sieht auf den ersten Blick nicht aus wie eine jener kleinen Bio-Kooperativen, die der aufgeklärte Drittweltfreund gern unterstützt. Hier sieht er: Palmen, Palmen, Palmen, so weit das Auge reicht. Und Straßen dazwischen, 500 Kilometer insgesamt. Eine eigene Schule gehört zu dem Unternehmen, eine eigene Krankenstation, ein eigener Binnenhafen. Und zwei Ölmühlen, die 72 Tonnen Früchte samt Blättern verarbeiten – pro Stunde, für Speiseöl, Margarine, Schokolade, Speiseeis.

Die Firma Agropalma, ein Unternehmen der Companhia Real Agroindustrial, betreibt im brasilianischen Amazonasgebiet diese riesige Plantage mit insgesamt 16 000 Hektar – davon anfangs 500 Hektar biologisch, später 1000 Hektar. „Wir wollen das in einem großen Rahmen aufziehen", sagt der Geschäftsführer. Geldgeber sei die Banco Real, drittgrößte Privatbank in Brasilien. Insgesamt 100 Millionen Dollar will die Bank in Bio investieren.

Nun passt eine Plantage dieses Ausmaßes, mitten im Amazonas-Regenwald eine gigantische Monokultur, weder ins Bild der kleinen, heilen Bio-Welt noch ins deutsche Regelwerk. Dort wird, wie auf manchen italienischen Reisfarmen, nur ein Teil der Produktion nach biologischen Kriterien angebaut. Auch wenn der Chef versichert, alles werde „ganz separat" verarbeitet: In Deutschland wäre das verboten. Doch die Plantage hat ein offizielles Bio-Siegel, verliehen von brasilianischen Prüfern vom Organico Instituto Biodinamico. Dieses Institut ist akkreditiert beim IFOAM, der International Federation of Organic Agriculture Movements, dem Weltverband der Bio-Bewegung. Das sei dann alles okay, wenn das von IFOAM anerkannt ist, sagt der IFOAM-Funktionär aus den USA. Er selbst könne dies natürlich nicht überprüfen; das sei Aufgabe der brasilianischen IFOAM-Kollegen. Das IFOAM prüfe nur die lokalen Lizenzgeber wie jenes Organico Instituto Biodinamico.

Argwöhnische Naturen mögen zu Misstrauen neigen gegenüber Kontrolleuren in Ländern, die für ihre Lässigkeit und Liberalität berühmt sind. Andererseits erscheint doch als Fortschritt, wenn brasilianische Privatbanken und Agro-Industrielle in die Bio-Gemeinde eintreten. Dem Boden, der Luft, dem Wasser kann es nur nutzen. Doch das Misstrauen ist berechtigt. Denn bisweilen dient das Bio-Fähnchen mehr der Reklame als dem Schutz der Umwelt. Wie sich im Falle von Bananen zeigte, Marke Chiquita, die eines Tages als Öko-Obst daherkamen, über Nacht ergrünt gewissermaßen.

Die Banane ist die Industrie-Frucht schlechthin, Symbol für Massenproduktion und Massenverzehr. Sie wächst hemmungslos, hat immer Saison und bevorzugt zudem praktischerweise Niedriglohnländer. Die Chiquita-Vorläuferin United Fruit Company, 1899 gegründet, hat mit der Banane ein Modell geschaffen fürs Agro-Business unter Drittweltbedingungen – und mit der Bananenrepublik gleich ein Gesellschaftsmodell dazu. Sie hat die Kontrolle über den gesamten Herstellungs- und Vermarktungsprozess übernommen, mit eigenen Plantagen, eigenen Eisenbahnen, Reedereien, Hafenanlagen, Vertriebsorganisationen. Glücklicherweise ging der technische Fortschritt mit der Karriere der Banane Hand in Hand: Weil die ersten Eisenbahnen dort kurz zuvor gebaut worden waren, konnten die Früchte flott in den Hafen gelangen. Dank der Einführung von Kühlschiffen konnte unterwegs die Reifung angehalten und die Banane punktgenau vor Eintreffen im Supermarkt goldgelb fertig gereift werden. Die Chiquita mit ihrer Norm-Länge von 20 Zentimetern, gemessen an der Außenkurve, und dem Drei-Zentimeter-Querschnitt in der Mitte wurde zur ersten Markenbanane. Die anderen zogen nach: Dole von Standard Fruit, Del Monte von dem gleichnamigen Fruchtkonzern, die Onkel Tuca von deutschen Importeuren.

Dank ihrer Prominenz erfuhr die Banane allerdings auch besondere Aufmerksamkeit. Es wurde bekannt, dass die Bedingungen, unter denen sie angebaut wurde, nicht immer ganz dem sauberen, goldgelben Image der Frucht entsprachen: Die Plantagen wurden als „grüne Hölle" diffamiert, in der Flugzeuge einen feinen Regen aus verschiedenen Giften versprühten. Allein in Costa Rica, wo auf 52 000 Hektar zwei Millionen Tonnen Bananen wachsen, gehen 200 Kilogramm Schädlingsbekämpfungsmittel auf jeden Quadratkilometer nieder, gegen Pilze, gegen Unkräuter – und gegen Plantagenarbeiter. Die Pflanzengifte zerstörten auch die Spermien der Malocher, 8000 wurden schon unfruchtbar. Und wenn Bananenarbeiter noch Kinder bekommen können, hat auch dies mitunter tragische Folgen. Anfang 1998 klagte Omar Gonzales, Klinikdirektor im honduranischen Olanchito, dass in seinem Krankenhaus neun von 1000 Neugeborenen ohne Gehirn zur Welt kämen – weil Standard Fruit auf den Bananenplantagen „Tag und Nacht" Pestizide versprühe – was die Firma allerdings als „unverantwortliche Behauptung" zurückwies.

Das klingt alles nicht sehr erfreulich. Weil aber die Banane von Haus aus schön ist und die Lieblingsfrucht der Deutschen, kommen den Konzernen derlei unschöne Informationen ungelegen. Und Chiquita, der Marktführer, reagierte: Der Bananen-Multi liefere jetzt „Öko-Bananen für Deutschland", meldete im Oktober 1995 die Tageszeitung *Die Welt*. „Wir wollen, dass das weltberühmte blaue Chiquita-Etikett nicht nur ein Symbol für ein qualitativ hervorragendes Produkt, sondern auch für unsere Führerschaft im Umweltschutz ist", verkündete vollmundig Mike O'Brien, Chiquitas Vizepräsident für Europa. Die „Öko-Frucht von Chiquita" *(Die Welt)* erhalte sogar ein Gütesiegel der Naturschutzorganisation „Rainforest Alliance", das „ECO-O.K."-Zertifikat.

Der umweltschützerische Vorstoß des Fruchtmultis hatte nur einen kleinen Nachteil: Mit ökologischen Prinzipien hat das Chiquita-Projekt nichts zu tun. Das musste auch Chiquita Deutschland einräumen. Als deutsche Öko-Verbände gegen das Pseudo-Label von Chiquita protestiert hatten, ruderte der Konzern sofort zurück und gab gegenüber den Anwälten der Öko-Verbände eine Unterlassungserklärung ab: „Chiquita Bananen werden nicht das ‚ECO-O.K.-Label‘ tragen. Es ist auch nicht geplant, dies in Zukunft zu tun", versicherte Chiquita Deutschland kurz vor Weihnachten 1995. Für die Geschichte in der *Welt* trage Chiquita allerdings „keinerlei Verantwortung".

Nun kennen sich die Verbraucher mit den Feinheiten der Öko-Gesetzgebung nicht so genau aus. Sie wollen einfach, dass die Umwelt geschützt wird. Chiquita weiß das, und warb deshalb weiterhin mit seiner umweltschützerischen Gesinnung, zusammen mit Händlern aus der Supermarkt-Branche: „Wir von Marktkauf verkaufen Chiquita. Der Umwelt zuliebe!", verkündeten große Anzeigen im Oktober 1996. Und im März 1997 vermeldete die *Frankfurter Allgemeine Zeitung*: „Chiquita-Bananen tragen jetzt ein Umweltzertifikat." Das Zertifikat werde wieder von der Rainforest Alliance verliehen, wegen der „umweltfreundlichen Produktion" auf immer mehr Chiquita-Plantagen, sagte Chiquita-Deutschland-Manager Gert Brandes. Damit auch wirklich alle von den Wohltaten des Bananen-Konzerns erfahren, startete Chiquita zudem im Herbst 1998 eine neue Werbekampagne, in der auch auf die arbeiterfreundliche Praxis in den Chiquita-Plantagen nachdrücklich hingewiesen wurde: „Fairer Handel", bislang vor allem von kirchlichen und anderen Drittwelt-Organisationen praktiziert, sei fortan auch Chiquitas Maxime. Dieses „Better Banana"-Projekt sei ebenfalls von unabhängigen Gruppen wie der „Rainforest Alliance" kontrolliert und zertifiziert.

Ein schönes Projekt, ein schöner Name, schön auch, dass sich Chiquita jetzt sowohl um die Umwelt als auch um die Lebensbedingungen der Plantagenarbeiter sorgt.

Schade nur, dass auch dieses Projekt wieder den Eindruck von Schönfärberei erweckt. Denn mit Öko-Produktion hat es immer noch nichts zu tun: „Wir sind nicht ökologisch", räumt der für Chiquita zuständige New Yorker Rainforest-Alliance-Repräsentant Eric Holst ein. Selbst die Vokabel „umweltfreundlich" will er für das Projekt nicht verwenden, weil die Chiquita-Plantagen auch weiterhin Gift und andere Agro-Chemikalien verwenden und deshalb nach europäischen Öko-Standards nicht als Bio-Betriebe gelten können.

Auch die Sorge um das Wohl der Arbeiter bewegt sich in engen Grenzen: Die Statuten der „Better Banana"-Bewegung schreiben unter anderem lediglich vor, dass die Arbeiter den „gesetzlichen Mindestlohn" des jeweiligen Landes erhalten und die „lokalen Arbeitsgesetze" in den Anbauländern eingehalten werden.

Der Fall Chiquita zeigt, dass Öko-Reklame bisweilen mit Vorsicht zu genießen ist, zumal wenn sie von großen, global operierenden Konzernen kommt. Die Möglichkeiten für die Konsumenten, mal eben in Costa Rica Chiquitas Umgang mit der Giftspritze zu kontrollieren, sind dabei naturgemäß begrenzt. Die Gefahr, dass die Werbestrategen die auftraggebenden Multis ein bisschen übertrieben grün einfärben, liegt daher nahe.

Mehr Vertrauen verdienen, strengerer Vorschriften wegen, die anerkannt seriösen Öko-Verbände. Doch auch sie sind, vor allem bei internationalen Geschäften, nicht immer vor Bio-Bluff gefeit: Dann nämlich, wenn die Kontrollinstanzen versagen. Selbst im nahen Italien sind die Kontrollen offenbar unzureichend: Als im Frühjahr 2002 in Babygläschen der Firma Sunval, die zum Demeter-Verband gehört, und der Bioland-Marke Marco Evers das Pflanzengift Chlormequat nachgewiesen wurde, herrschte große Überraschung – und ein allgemeines Rätselraten, wie das Mittel in die Gläschen mit pürierten Birnen hineingekommen sein könnte. Die Herkunft war immerhin nachzuweisen: Die Früchte stammten von fünf Betrieben in Italien. Die Chemikalie ist in Deutschland im konventionellen Obstanbau erlaubt, um bei Getreide das Wachstum der Halme zu begrenzen. In anderen EU-Ländern ist die Wachstumsbremse auch für andere Pflanzen zugelassen. Im Biolandbau ist die Anwendung eigentlich verboten, in ganz Europa. Die Vertreter der Verbände Demeter und Bioland vermuteten, dass es sich um „Altlasten" aus der Zeit vor der Umstellung der Betriebe auf Öko handeln könnte. Die Werte waren tatsächlich ziemlich gering, sie lagen bei den Sunval-Gläschen bei drei hundertstel Milligramm pro Kilo Babynahrung – damit aber immerhin um das Dreifache über dem Grenzwert von einem hundertstel Milligramm. Es könnte sich, räumten die Verbandssprecher ein, allerdings auch um schlichten Betrug gehandelt haben.

Reporter des ZDF enthüllten 1992, dass spanische Agrarprodukte, die unter dem Demeter-Siegel „Biodyn" verkauft wurden, zum Teil aus dem konventionellen Anbau stammten – inklusive Kunstdünger und Giftspritze. Ein klarer Fall von „Bio-Lüge", fanden die TV-Reporter. Der Grund: Ein Kontrolleur vom Demeter-Verband war mit dem Lieferanten verbandelt. Dieser vorgebliche Öko-Bauer hatte ohnehin nicht den besten Leumund, er war, wie der Agrarwissenschaftler Ulrich Hamm wusste, „schon bei anderen Verbänden rausgeflogen". Die Kontrollen im Ausland, fasste Hamm damals zusammen, seien „nicht gerade der stärkste Punkt": Die Anbaurichtlinien würden „in verschiedenen Ländern verschieden ausgelegt". Namentlich in südlichen Ländern seien die Sitten nicht gar so streng: „In Spanien fasst man das etwas lockerer auf." Der Demeter-Verband räumte „Unzulänglichkeiten" ein und gelobte Besserung, im Sommer 1997 gründete er ein internationales Demeter-Netzwerk, das für „weltweit einheitliche Richtlinien" und „transparente Handelspfade" sorgen soll.

Das ist der Fluch des Wachstums, die Schattenseite des internationalen Erfolges: Die Situation wird unübersichtlicher in der globalisierten

Bio-Welt. Zugleich leiden auch die Bio-Bauern unter der neuen Konkurrenz, die vielleicht nicht immer nach den gleichen Vorgaben produziert wie die gestrengen Deutschen. Und schließlich leidet auch die Umwelt unter Bio-Importen aus fernen Ländern – ein Widersinn. „Es hat doch wenig Sinn, von Ökologie zu reden, wenn ich die Erzeugnisse quer durch die Republik oder um den Erdball karre", wettert zum Beispiel Karl Biehler, Bio-Bauer aus dem Südbadischen. Er erzeugt, unter anderem, Weizen. 1994 bekam er noch 73 Mark (37 Euro) für den Doppelzentner, drei Jahre später waren es nur noch 53 Mark (27 Euro). Der Grund: Die Mühlen im Südbadischen hatten plötzlich in großen Mengen Korn aus dem Osten Deutschlands und anderen osteuropäischen Ländern. Denn die Bio-Welle hat auch Länder wie Polen, Rumänien oder Estland, Lettland und Litauen erfasst. Bio-Bauer Biehler ist ein streitbarer Kopf. Er nahm den Kampf auf gegen die neue Konkurrenz. Der Mann, der aus Bundeswehrzeiten noch eine Fallschirmspringer-Tätowierung am rechten Unterarm trägt, hat seinen Durchsetzungswillen schon öfter unter Beweis gestellt: Nach dem Hauptschulabschluss und der Lehre als Landwirt begab er sich, weil er die mühsame Arbeit auf dem elterlichen Hof hasste, auf den zweiten Bildungsweg, er holte das Abitur nach, studierte Jura. Irgendwann musste er, weil sein Bruder starb, die Landwirtschaft übernehmen. Er stellte auf Bio um und engagierte sich im Naturland-Verband. Im Streit über die Geschäftspolitik und den Umgang mit Großkunden wie Metro stieg er wieder aus. Jetzt hat er einen eigenen Verband gegründet, den ÖkoBund. Wichtigste Regel: Die Mitglieder dürfen ihre Erzeugnisse nur strikt regional verkaufen, im Umkreis von 50 Kilometern. Es erfordert allerdings eine gewisse Charakterstärke, um das regionale Prinzip durchzuhalten: Bauer Biehler nämlich hatte mit seinem Projekt überraschenden Erfolg, fand alsbald mehrere Mitstreiter und auch Mühlen, die sein Korn abnehmen, sowie eine mittelgroße Bäckerei-Filialkette. Jetzt hat sich sein Erfolg herumgesprochen, es flattern Angebote von möglichen Lieferanten ins Haus – unter anderem aus dem Osten. Die aber, versichert Biehler, will er „natürlich nicht annehmen".

Der Fluch des Erfolges führt immer öfter dazu, dass sich Rivalen beim Überschreiten der Reviergrenzen ins Gehege kommen. So erlebte vor einigen Jahren eine kleine Brauerei auf der Schwäbischen Alb einen erfreulichen Absatz-Zuwachs mit ihren Bio-Bieren. Lamm-Bräu heißt das Unternehmen, das in der Nähe von Sigmaringen ein paar tausend Hektoliter erzeugt jedes Jahr. Der Öko-Aufschwung auf der Alb sprach sich herum, bis in die ferne Oberpfalz.

Dort sitzt die Firma Neumarkter Lammsbräu. Deren Chef, Dr. Franz Ehrnsperger, ist ein berühmter Mann, er war einer der Ersten im Öko-Markt. Sein Ruf hallt bis nach Amerika, weswegen ihn die UNO sogar nach New York holte, damit er dort einen Vortrag über Umweltmanagement halte. Sein Motto ist ein sehr ökologisches, wie die *Neumarkter Nachrichten* berichteten: „Aus der Region, für die Region." Denn bei Transporten von mehr als 250 Kilometer stimme die Öko-Bilanz nicht mehr. „Wir wollen regional bleiben und nicht unser Bier transportieren, sondern unser Know-how", sagte Dr. Franz Ehrnsperger dem Heimatblatt.

Nun ist das Neumarkter Lammsbräu aber in Läden zwischen Hamburg und Konstanz zu haben, sogar in der Schweiz und in England, und auf Branchentreffen wie der „Bio-Fach"-Messe in Frankfurt präsentiert sich die Brauerei gar einem weltweiten Publikum. Kein Wunder, dass sich die Neumarkter durch das Treiben der Brauer von der Schwäbischen Alb gestört fühlten. Und so bekamen die Schwaben alsbald Post aus der Oberpfalz, auch unfreundliche Anwaltsschreiben. Der Neumarkter Öko-Riese machte „Verwechslungsgefahr" geltend, wegen der „Übereinstimmung des Klang- und Wortbildes" beider Namen, und forderte die Schwaben auf, „ihr Produkt mit der Bezeichnung Lamm-Bräu nur in einem Umkreis von 10 km um Sigmaringen herum zu vertreiben".

Der Lamm-Bräu-Chef Rolf Goetz schrieb freundlich zurück: „Eine Verwechslung seitens der Kundschaft kann ich mir eigentlich nicht vorstellen", immerhin existiere seine Brauerei seit 1709 und liefere das Bier heute vor allem an die Hofläden der Bauern in der Umgebung und ein paar Bio-Läden in der Region. Außerdem gebe es

Lamm-Brauereien allüberall, beispielsweise in Eltmann, Wiesensteig, Gingen, Sindelfingen, Burgau, Mindelheim, Untertheres, Gruibingen, Rietheim-Weilheim und Strullendorf.

Den Verweis auf die allgegenwärtigen Lamm-Brauer mochten die Oberpfälzer nicht akzeptieren. Wegen der fortgesetzten Versuche der Schwaben, „in den Kundenkreis der Klägerin einzudringen" (Neumarkter Schriftsatz), kam der Kasus nach Stuttgart vor den Kadi. Das Landgericht entschied zugunsten der Kleinen: Der Verwechslungsvorwurf sei „unbegründet". Jetzt geben die Schwaben auf dem Etikett eben ihren Heimatort an.

Die Expansion erfolgreicher Bio-Anbieter hat bisweilen auch zur Folge, dass der Umweltgedanke ein bisschen zu kurz kommt. So kippen immer mehr Bio-Molkereien ihre Milch in die bei Industrie-Molkereien wohlfeilen Tetrapak-Behältnisse. Der bundesweit tätige Öko-Filialist „Dennree" beispielsweise packt gern Demeter-Milch in die Ex-und-Hopp-Dinger aus Plastik und Pappe. Als die *Stuttgarter Zeitung* erstaunt in der „Dennree"-Zentrale nachfragte, gab die Einkaufsleiterin eine überraschende Begründung: „Der Wunsch nach den Einweg-Verpackungen kam aus den Reihen der Kunden. Und wir stellen uns auf das ein, was die Kunden wollen." Merkwürdigerweise berichtete die Filialleiterin vor Ort von ganz anderen Beobachtungen: „Da gab es sehr negative Kommentare von den Kunden, die meinten: Das lässt sich nicht mit Naturkost vereinen." Die Kundschaft, namentlich in den Naturkost-Fachgeschäften, zeigt sich zunehmend problembewusst und informiert.

So forderte in der Kundenzeitschrift *Schrot & Korn*, gewissermaßen die *Bäckerblume* der Müsliläden, der Naturkost-Käufer Werner Morgenthaler aus Fürth: „Wir brauchen dringend die ganzheitliche Denkweise bezüglich der Ökologie unserer Lebensmittel." Leserin Lena Mailin Strehlow aus Göttingen beschwerte sich über den Vormarsch von Tetrapak, dem „Umweltfeind schlechthin", und die Borniertheit der Bio-Branche, die vor lauter Konzentration auf die chemiefreie Ackerpflege „andere, ebenso wichtige Aspekte liebend gern vergessen" würde.

Zumindest das Regionalprinzip gewinnt mancherorts an Bedeutung, viele Bio-Erzeuger setzen auf den Absatz in der Region.

Die Regionalisten stoßen in der expansiven Branche bisweilen auf Widerstand. Dem südbadischen Regional-Rebellen Biehler blieb, trotz der Erfolge seines regionalen Konzepts, die Anerkennung der Öko-Gemeinde versagt. Er erlebte gar „viel Ablehnung und Aggression", sagte Biehler. Biehlers Regionalismus gilt manch etablierten Öko-Funktionären als vorgestrig. So schrieb nach der Gründung des ÖkoBundes der Südwest-Chef des Naturland-Verbandes, Hans Holland, im Fachblatt *Bauernstimme*, dass „auch im Bio-Bereich überregionaler Austausch notwendig ist, um kontinuierlich den Markt bedienen zu können". Daran werde „auch der ÖkoBund nicht vorbeikommen, wenn er nicht auf dem Stand eines lokalen Erzeugerzusammenschlusses verharren will".

So verändert sich auch das Klima in der Bio-Bewegung. Einst war sie geeint durch gemeinsame Ziele und die Notwendigkeit, sich gegen Betonköpfigkeit in den Bauernverbänden, Ministerien und bei Großabnehmern durchzusetzen. Jetzt wächst Zwietracht und Missgunst. Die einen wollen die idealistischen Ziele beibehalten, naturreine Naturkost verkaufen, die anderen wollen professionalisieren – bis hin zum Öko-Fastfood.

Der Bio-Pionier Hardy Vogtmann, jener, der den britischen Prinzen Charles einmal durch hessische Bio-Betriebe geführt hatte, muss die nachwachsenden Generationen deshalb immer wieder einmal an die Motive erinnern, mit denen die Bewegung ursprünglich angetreten ist.

Bei der ersten Sitzung der neu gegründeten IFOAM 1977 im schweizerischen Sissach, so Vogtmann in einem Aufsatz, seien sich die Öko-Förderer aus aller Welt einig gewesen, dass sie „eine Alternative zum zeitgenössischen landwirtschaftlichen Dogma" entwickeln wollten. Damals wollten sich die Öko-Avantgardisten nicht auf technische Fragen des naturgerechten Ackerbaus und tierfreundlicher Viehzucht beschränken, sondern gleichermaßen übergeordnete Strategien anstreben, „damit unser Planet erhalten werden kann."

Mit den landwirtschaftlichen Techniken habe die Bio-Bewegung rund um den Globus gute Fortschritte gemacht. In „weniger guter Verfassung" hingegen sei ein „fundamentaler Unterbau" für die internationale Bio-Bewegung, auch fehlten „Konzepte und Visionen" zur Bewahrung der natürlichen Umwelt, Perspektiven für eine „gerechtere, gesündere und erhaltenswerte Welt".

Die von der IFOAM herausgegebenen „Basis-Richtlinien" für ökologische Landwirtschaft und Verarbeitung spiegeln diese hohen Ziele wider: Sie wollen „alle Formen von Umweltverschmutzung, die von der Landwirtschaft ausgehen können, minimieren". Sie fordern, „die weitergehenden gesellschaftlichen und ökologischen Auswirkungen der Landwirtschaft zu beachten". Und sie streben sogar an, ganz global, „jedem, der in der ökologischen Erzeugung und Verarbeitung tätig ist, eine Lebensqualität zu ermöglichen, die der UN-Menschenrechtscharta entspricht, ihre Grundbedürfnisse zu decken und ein angemessenes Entgelt sowie Befriedigung aus ihrer Arbeit zu ziehen, einschließlich einer sicheren Arbeitsumgebung".

Hehre Ziele: „Unglücklicherweise hat die Bio-Bewegung das meiste davon vergessen." So fehle auch, meint Vogtmann, eine konsensfähige ideologische Basis, um die Zumutungen der Nahrungsmittelindustrie und die Forderungen der großen Handelsketten zurückzuweisen. „Eine ökologische Landwirtschaft, wie wir sie verstehen", so Vogtmann und seine Mitstreiter, „widerspricht sehr deutlich vielem, was heute unter diesem Namen verkauft wird. Etwa die Tendenz, Öko-Produkte für den Export zu erzeugen statt für den lokalen Verbrauch. Oder das hohe Niveau der industriellen Verarbeitung und Verpackung von Öko-Produkten. Die energieverschlingenden Strecken und Entfernungen, die solche Nahrungsmittel zurücklegen, wenn etwa die Rohmaterialien aus der Karibik und Afrika antransportiert werden, um in Belgien weiter bearbeitet und verpackt und schließlich in England verkauft zu werden. Und schließlich die Verarbeitungs-Normen in der EU-Öko-Richtlinie, die rund 36 Zusätze erlaubt und die Verwendung von gentechnisch manipulierten Organismen."

Die „Öko-Industrie", monieren Vogtmann und seine Gesinnungs-
freunde, sei dabei, „zunehmend Form und Charakter der Main-
stream-Lebensmittelindustrie nachzuahmen". So stehe die Öko-
Branche an einem Scheideweg. Die „Schizophrenie unserer Bewegung", die der Kritiker ausgemacht hat, liegt zwischen Anpassung an
die Geschäftswelt und der Beibehaltung des Bio-Profils. Entweder
könne man versuchen, die globale Wirtschaft zu „begrünen". Oder
man könne teilnehmen an jener weltweiten Bewegung, die sich der
Schonung der Ressourcen verschrieben hat, dem Schutz des Klimas,
dem pfleglichen Umgang mit dem Planeten, kurz dem, was in der
Sprache der internationalen Welt-Schützer „Nachhaltigkeit" heißt:
nachhaltige Entwicklung, nachhaltige Landwirtschaft.

Doch der Öko-Industrie scheint im Eifer des Aufschwungs der Blick
fürs große Ganze verloren gegangen zu sein. Neuerdings schauen
viele der Öko-Produzenten schon mal ins Lebensmittel-Labor, um
supermarktgerechte Joghurts zu entwickeln. Denn eine starke Frak-
tion, meint Kritiker Vogtmann, sehe vor allem in nahrungsmitteltech-
nischen Neuerungen das Heil der Öko-Zukunft. Motto: „Die Bio-
Bewegung ist erst dann erfolgreich, wenn ein ökologischer Mars-
Riegel auf dem Markt ist."

8.

Kochen mit Willi

Das große Bio-Business
Ein Bio-Hof mit 140 000 Hühnern / Die Abschaffung der Jahreszeiten:
Öko-Äpfel aus Australien / Frohe Ostern mit Fenchel / Bei Rewe wird
die Milch verramscht / Seltsame Welt: Der Kunde will mehr zahlen,
und keiner nimmt das Geld

Hübsch sieht sie aus, die Möhre, orangerot, ein bisschen geschwun-
gen. Sie ist blitzsauber, frisch gewaschen, und voll öko.
„Die muss raus", entscheidet Elfriede Mäntz. „Weil die verkrüppelt
ist, weil die nicht der Norm entspricht." Sie hat ein klares Schönheits-
ideal für Möhren: „Die müssen 50 bis 150 Gramm wiegen. Schwerer
dürfen sie nicht sein, und Untergewicht dürfen sie auch nicht haben."
Die Karottenkontrolleurin fügt sich den Standards der Supermarktketten wie Spar, Edeka, Marktkauf oder Globus. Die werden von hier
aus beliefert, mit Obst und Gemüse Marke Bergquell.
Die Chefs von Bergquell, das sind die Brüder von Löbbecke (siehe
Kapitel 1).
Nicolaus von Löbbecke, trägt einen irischen Anzug, sandbeige Baum-
wolle, Krawatte, Einstecktuch. Sein Bruder Konstantin von Löbbecke,
hat ein Tweedjackett aus Wolle an, einen eleganten dunklen Pullover,
ein blaues Hemd, Manschettenknöpfe. Und wenn sie ihre Kunden
aus den Chefetagen der Supermarktketten treffen, tragen sie gern
auch Nadelstreifen. Konstantin hat Landwirtschaft studiert, Nicolaus
Betriebswirtschaft. Die Herren von Löbbecke reden nicht über Grün-

kernbratlinge und das Mitgeschöpf Huhn. Sie liefern, laut Prospekt, ein „Basissortiment von Schnelldrehern im Frischebereich". Und sie beanspruchen „Dachmarkenkompetenz" in Sachen Öko, bieten „Qualität, Frische, Lebensfreude".

Die Bergquell-Bio-Sachen sind beispielsweise im Berliner Kaufhaus des Westens zu haben und in insgesamt 100 Warenhäusern des Karstadt-Konzern. Zeitweilig waren sogar bei Aldi Bergquell-Bio-Karotten im Angebot, für 1,59 Mark (80 Cent) der Sack. Bei Bio-Eiern liefern die Bergquell-Leute mit 30 Millionen Stück pro Jahr ein Viertel der gesamten Bio-Produktion in der Republik.

Die Supermärkte sind offenbar weltweit auf dem Öko-Trip. In Deutschland verkaufen mittlerweile alle großen Ketten auch Öko-Produkte, Migros und Coop versorgen die Schweiz, Tesco und Sainsbury vertreiben „organic food" in Großbritannien. Super Brugsen in Dänemark, KF in Schweden, Albert Hejin in den Niederlanden: Die „Großen im Handel", so meldete die *Lebensmittelzeitung* im Herbst 2001, zielen mit Bio „auf den Massenmarkt". In Österreich sind die Marktführer Billa, Spar und Meinl zu Bio-Händlern geworden: „Die Leut' sind ganz deppert drauf", freute sich Karl Wlaschek, der vormalige Billa-Besitzer, nach der Öko-Markteinführung. Auch in Dänemark und in Finnland, ja sogar in Island: In der dortigen Hauptstadt Reykjavík gibt es Gurken und Tomaten aus isländischen Gewächshäusern, Lamm, Rindfleisch und Eier – alles „bio". In Dänemark werden schon 90 Prozent der ökologischen Erzeugnisse in Supermärkten verkauft.

Das ist natürlich erfreulich, wenn die milliardenschweren Herren der Supermärkte ihr Herz für die Natur und das Gesunde entdeckt haben und dafür auch noch kräftig Werbung machen. Doch Supermärkte brauchen Massenware, und die auch noch möglichst billig. Supermärkte brauchen Waren, die lange halten – da sind feine frische Himbeeren und Erdbeeren nicht ideal. Supermärkte lieben eher Tiefkühlpizza und Tütensuppen – die können lange liegen. Wenn die Supermarktketten also in Bio machen, könnte das folgenschwere Auswirkungen haben. Wenn die großen Handelsketten ihre Öko-Sortimente ausbauen, meinte die *Lebensmittelzeitung* im Oktober 2001, verändere dies den Markt und stelle „bisherige Definitionen von ökologischer Qualität in Frage".

Das beginnt bei den Lieferanten. Und die Bergquell Naturhöfe zeigen schon, in welche Richtung die Entwicklung geht. Immerhin: die Waren der Herren von Löbbecke sind echt öko, entsprechen den Regeln der Arbeitsgemeinschaft Ökologischer Landbau. Doch die Produktion folgt schon den Gesetzen der Supermärkte.

Der schöne Name ist natürlich ein Fantasieprodukt: Eine Neuschöpfung sind die „Naturhöfe", bislang gibt es ja nur Bauernhöfe, Bahnhöfe, Gutshöfe. „Bergquell" klingt auch sehr idyllisch, nach Alpenglühen und muhenden Kühen. Doch die Firmenzentrale liegt im platten Niedersachsen, und eine „Erzeugergemeinschaft" im strengen Sinne ist die Firma eigentlich auch nicht, wie das Fachblatt *Bauernzeitung* bemerkt hat: „Nach den Buchstaben des Marktstrukturgesetzes handelt es sich nicht um eine solche."

Nicolaus von Löbbecke räumt ein, dass seine Firma eigentlich nicht als „Erzeugergemeinschaft im klassischen Sinn" gelte, auch wenn es auf den Packungen drauf steht. Zwar können Bauern Anteile erwerben in seiner GmbH & Co KG, doch die „Führungsstruktur" sei eher auf Effizienz als auf herrschaftsfreie Kooperation ausgerichtet. Es müsse, meint von Löbbecke, halt einen geben, „der die Fäden in der Hand hält". Er wolle ja schließlich, sagt der junge Adelsmann, „nicht vor jeder Pupsentscheidung 300 Bauern hören". Dabei haben die Löbbeckes schon auch ein Herz für die Umwelt und den Bauern als Mitmensch, laut Prospekt: „Der Schutz der Umwelt in unserem Lande liegt uns besonders am Herzen. Dabei wird der Mensch nicht vergessen." Denn: „Der Bauer und sein Handeln, sein Umgang mit Tieren und der Umwelt, und nicht zuletzt der Mensch stehen im Mittelpunkt unserer Gemeinschaft." Von basisdemokratischen Spinnereien wie bei den Öko-Pionieren hält er nicht viel. Die schätzt er, glaubt man den Bergquell-Prospekten und Verlautbarungen, ohnehin nicht so sehr: „Die Unprofessionalität in weiten Teilen der Bio-Szene", sagt Nicolaus von Löbbecke dem Fachblatt *Milch-Marketing*, sei „bislang

(Kochen mit Willi

dafür verantwortlich, dass der Bio-Anteil im Lebensmitteleinzelhandel hinter dem eigentlichen Bedarf liegt". Die „undurchsichtige Verbandsstruktur" der Öko-Szene erschwere die Vertrauensbildung. Und überdies seien „Anbieter von Öko-Lebensmitteln bislang zu wenig auf die Ansprüche der großen Lebensmittelketten eingegangen".

Die Löbbeckes hingegen kennen diese Ansprüche, sie kennen auch die Sprache der Supermärkte, liefern diesen ein „Basissortiment von Schnelldrehern im Frischebereich".

Dafür haben sie ganz schön investiert, mit staatlicher Unterstützung. Das neue tolle Logistikzentrum wurde mit EU-Zuschüssen von 500 000 Euro und 200 000 Euro vom Land erbaut. Außerdem gehört zum Bio-Imperium eine Hühnerfarm mit 30 000 Hennen, diverse andere Legestätten und eine Eier-Packstation. In der wollen die Bergquell-Profis 100 Millionen Eier pro Jahr für die Supermärkte der Republik umschlagen, das Dreifache der bisherigen Bergquell-Eierproduktion.

Das eigentliche Zentrum des Betriebes liegt in Sachsen-Anhalt, die Sortieranlage und Verpackungszentrale auf dem Gelände eines ehemaligen DDR-Betriebes, dem „Kartoffel-Lagerhaus und Schälbetrieb Langeln" am Nordrand des Harzes.

Hinten in der Halle sind die Lagerstätten für 8000 Tonnen Kartoffeln. Da ist es dunkel, es riecht angenehm kartoffelig. Gabelstapler, Schaufellader, Förderbänder erleichtern den Umschlag. Neben jedem Kartoffelgebirge klärt ein Schild die Identität der Erdfrüchte: „Erzeuger 001. Gut Mahndorf. Einlagerung 26.09.00. Sorte Linda, festkochend. DE-0067-Öko-Kontrollst."

Über ein Förderband werden die Knollen zum Sortierautomaten transportiert. Dort erfolgt, sagt Betriebsleiter Arndt Düring, 51, „die Selektion nach Kaliber". Denn die Menschheit ist zu unterscheiden nach ihrer Vorliebe für nationale Kartoffelkaliber. „In Deutschland ist es einheitlich Kaliber 35 bis 50. Fünf Zentimeter Durchmesser. Die Engländer mögen lieber 40/60, da nehmen wir das Sieb für 40/60."

Bergquell exportiert auch, nach England, Belgien, Luxemburg, in die Schweiz.

Die Knollen rollen über Siebe mit unterschiedlich großen Netzstärken. Im obersten Sieb bleiben die dicksten Kartoffeln hängen, die übrigen fallen aufs nächste Gitter, wo die mitteldicken hängen bleiben und die dünneren durchfallen. Alles wird auf verschiedenen Fließbändern weitertransportiert in die Kartoffelwaschmaschine, ein edelstählernes Ungetüm, auf das Betriebsleiter Düring zu Recht stolz ist: „Da wernse lachen, das ist eine der modernsten Kartoffelwaschanlagen Deutschlands." Er kennt sich in der Branche aus, schließlich war er siebzehneinhalb Jahre bei Spar, dem Einzelhandelskonzern. Der Herr mit grauem Haar und Brille trägt ein Sakko im Hahnentrittmuster, weißes Hemd und eine Krawatte mit dezent florablem Muster.

Gern zeigt er die Maschinen. Überall ist ein emsiges Rütteln und Rattern, werden Tomaten folienverschweißt und Orangen eingebeutelt.

Die Karotten, die vor dem strengen Schönheitsurteil von Prüferin Mäntz bestehen konnten, laufen übers Förderband weiter in die „Abpackeinheit", Marke Span & Brandis. Auch so ein Stolz des Hauses: „1000 Kilobeutel in der Stunde schafft die Maschine ganz klar. Im Bio-Bereich eine der modernsten, die es praktisch gibt", strahlt Düring. Allein heute gingen an Spar über zehn Tonnen Orangen, knapp sieben Tonnen Zitronen, an Hertie unter anderem zwei Tonnen Karotten. Die Paletten mit Tomaten, Orangen, Karotten, Zitronen werden in einer Halle aufgestellt und nach Touren geordnet. Draußen warten schon die Lastwagen. Tour 60 geht nach Mainz, andere nach Flensburg, Pirmasens, Rostock.

Und die Löbbeckes sind nicht die Einzigen, die mitspielen im großen Bio-Business: Lorenz Eskildsen, Sohn eines berühmten Hühner-Industriellen, hat im ostdeutschen Deersheim zwischen Hannover und Magdeburg eine Bio-Fabrik aufgemacht, in der „in 4 Farmen jeweils ca. 35 000 Legehennen in Bio-Produktion gehalten" werden, so der grün-gelbe Hochglanzprospekt. Solche Unternehmen zeigen, in welche Richtung der Öko-Trend geht. Weil die zunehmende Zahl von Bio-Bauern wachsende Probleme haben, ihre Erzeugnisse unters Volk zu bringen, hoffen sie auf die Supermärkte, wo Bio in Massen abzusetzen und dem Verbraucher dort anzubieten ist, wo er ohnehin seine 5-Minuten-Terrine, die Fertigpizza von Alberto und Dr. Oetkers Tiefkühltortellini kauft.

Dabei wächst in der Bio-Bewegung auch die Kritik. Denn wer sich mit den mächtigen Handelsketten einlässt, unterwirft sich deren Logik. Unbarmherziger Preisdruck droht, Anpassung bei der Verpackung. Das versuchen die Brüder von Löbbecke – und sie sind dabei nicht immer glücklich. „Man muss die Spielregeln des Marktes beherrschen", sagt Nicolaus von Löbbecke. „Sie müssen fähig sein, dreimal in der Woche jedes Lager und jeden Laden zu erreichen, ob Karstadt in München oder einen Spar-Markt in Flensburg." Und: „Bestellvorlauf sind 24 Stunden." Wenn Edeka morgen 10 Tonnen Möhren möchte, müssen 10 Tonnen da sein. Leider sind Möhren nicht tonnenweise dann reif, wenn Edeka sie haben möchte. Auch produziert ein Apfelbaum nicht beliebige Mengen. Nach der Ernte ist der Baum erst mal leer. Doch derlei natürliche Gegebenheiten interessieren einen Handelskonzern nicht: „Wenn ich keine Äpfel von meinem kleinen Apfelbaum mehr habe, muss ich halt Äpfel aus Argentinien, den USA oder sonst wo liefern", sagt Konstantin von Löbbecke. „Dass es mal aus ist, das gibt es nicht im konventionellen Handel. Wer verkündet: Äpfel leider alle, der hat schon verloren."

Weil die Supermärkte ihre Waren möglichst ganzjährig anbieten wollen, importiert der Bergquell-Einkäufer die ersten Erdbeeren im Januar aus Israel. Von dort kommen auch die Möhren. Die Zwiebeln reisen aus Ägypten an. Äpfel holt der „Öko"-Importeur von April bis Juli aus Australien, Argentinien und den USA.

Nun will sicher niemand zurück zum vorkolonialen Speisenangebot. Selbst der härteste Öko-Fundi akzeptiert, dass Kaffee, Kakao, auch Bananen die Genusspalette des Mitteleuropäers bereichern. Doch just zu einer Zeit, da unter aufgeklärten Konsumenten die Kritik an überflüssigen Lebensmitteltransporten zunimmt, Naturschutzverbände mobil machen gegen die luftverpestenden Importe und selbst Spitzenköche den Genuss von Regionalem propagieren, wird immer mehr Öko-Ware um den Globus gekarrt.

Die Abschaffung der Jahreszeiten durch die Handelsketten bringt die kleinen Naturkostläden in Zugzwang: „Der Öko will nicht den ganzen Winter Kohl und Sellerie essen", sagt eine Bio-Ladenbesitzerin in Berlin, „der Öko will auch im Winter seine Salatgurke." Die wird dann eben aus Ägypten eingeflogen. Nun könnte der Öko im Winter prima Wirsing essen oder tollen Rosenkohl, der, mit Trüffeln geadelt, supergut schmeckt – und auch noch voll vegetarisch ist.

Wundersamerweise will aber der „Öko" die Sachen immer dann, wenn es sie von Natur aus nicht gibt.

Der Öko will auch Fenchel, rund ums Jahr. Behaupten diejenigen, die Fenchel verkaufen. Die Firma „Dennree" beispielsweise, der Marktführer in der Naturkost-Branche. So schreibt Dennree-Mitarbeiter Peter Rudolph im Hochglanzprospekt seines Hauses: „Nehmen wir das Beispiel Fenchel. Würden wir ausschließlich deutschen Fenchel anbieten, so wären wir nur von Juni bis Oktober lieferfähig. Unsere Kunden möchten aber während des gesamten Jahres Fenchel." Und so karren die Dennree-Einkäufer den Fenchel eben aus dem Ausland heran, per Lastwagen in aller Regel (nur selten gibt es Ausnahmen, wie während eines Streiks französischer Lkw-Fahrer; damals, so berichtet der zuständige Manager im Dennree-Prospekt, musste er „den Transport der Ware per Bahn organisieren").

Seltsam ist nur: Obwohl die Kunden angeblich so wild auf den Fenchel sind, gerade außerhalb der Saison, reißen sie das Grünzeug den Dennree-Leuten nicht unaufgefordert aus den Händen. Die Firma Dennree muss dafür lauthals Reklame machen, in bunten Prospekten, die rund um die Dennree-Supermärkte flächendeckend die Briefkästen verstopfen: Schön bebildert priesen sie zur Un-Saison („Frohe Ostern") jenes angeblich so begehrte Gemüse an: „Herkunftsland: Italien."

Natürlich ist das alles unökologisch. Das ist sogar exakt in Zahlen nachzuweisen. So hat Greenpeace Schweiz in einer Studie nachgewiesen, wie viel Energie es verschlingt, wenn Nahrungsmittel aus entfernten Weltgegenden herangekarrt werden: Wie viele Kilometer ein Lastwagen fährt, wie viel Diesel er braucht, wie weit ein Schiff schip-

(Kochen mit Willi

pern muss oder ein Jet fliegen, um all das heranzuschaffen, was es hierzulande auch gibt, nur ein paar Wochen später.

Ein Kilo Bohnen beispielsweise. Wenn das aus Ägypten gebracht wird, braucht man dafür eine Energiemenge, die 1,08 Litern Dieselöl entspricht. Dieses eine Kilo Bohnen aus Ägypten verpestet daher die Luft mit 3,2 Kilo Kohlendioxid (CO_2). Bei Bohnen aus der Heimat wären es nur 0,25 Kilo Kohlendioxid. Um ein Kilo Erdbeeren aus Israel herbeizuschaffen, sind, einer anderen Studie zufolge, 1,3 Liter Kerosin nötig. Und Weine aus der Neuen Welt, auch in öko erhältlich, verschlingen auf dem Transport bis zu 54-mal so viel Energie wie europäische Tropfen.

Energie kostet es natürlich auch, wenn Bio-Sachen im Inland herumgekarrt werden. Oft verschlingt der Transport sogar mehr als die Herstellung. Der Agrarwissenschaftler Martin Fuchs hat ausgerechnet, dass für die Erzeugung von 500 Gramm Bio-Joghurt auf einem Hof im niedersächsischen Kreis Lüchow-Dannenberg exakt 669,769 Kilojoule an Energie erforderlich sind. Das beginnt mit der Kuh, die Energie in Form von Gras oder Kraftfutter verschlingt, Energie braucht auch die Lampe im Stall, die Melkanlage. Viel mehr Energie aber ist für Verpackung und Transport erforderlich: Wird der Öko-Joghurt nach Hannover, Hamburg oder Berlin in die Hochburgen der Bewegung gebracht, ist dafür eine Energiemenge von genau 1007,929 Kilojoule erforderlich – 50 Prozent mehr als für die Herstellung.

Eigentlich wissen auch die Manager aus dem Bio-Business, dass derlei aufwändige Transporte dem Öko-Anliegen zuwiderlaufen. Der Bio-Riese Dennree beispielsweise verkündet in seinem Hausmagazin stolz die Wachstumsraten der Firma und teilt mit, dass die Lastzüge und Sattelschlepper des Unternehmens mittlerweile 4,6 Millionen Kilometer pro Jahr im Dienst der Kunden zurücklegen, um die Bio-Ware zur Kundschaft zu bringen. „Bei diesen Zahlen stellt sich natürlich die Frage nach der Umweltverträglichkeit", stellt selbstkritisch der Prospekt fest. Den Lesern begegnet der Bio-Konzern mit Argumenten, die die Werbeabteilung von Daimler-Benz nicht schöner formulieren könnte: „Da die Belieferung unserer Kunden auch in absehbarer Zukunft nicht ohne Lkw möglich sein wird, gilt es, direkt im Fuhrpark Verbesserungen zu realisieren. Wir haben das Angebot namhafter deutscher Nutzfahrzeughersteller angenommen und seit 1996 unseren Fuhrpark durch 17 neue Lastzüge und 7 Zugmaschinen mit ‚Euro 2'-Motoren ergänzt. Diese Motorengeneration zeichnet sich durch ca. 6 Prozent weniger Verbrauch und bis zu 2 Prozent weniger Abgasemissionen gegenüber den bisherigen Motoren aus. Außerdem wurde bei der Entwicklung dieser Fahrzeuge Wert gelegt auf: FCKW-freie Kühlsysteme, Erhöhung der Ölwechselintervalle sowie die Verbesserung der Recyclingfähigkeit der Altfahrzeuge."

Nun weiß die grüne Firma, dass sich die Kundschaft nicht nur für die Ölwechselpraxis und das Schicksal der Altfahrzeuge interessiert, sondern auch für die Vermeidung von Transporten durch die Hinwendung zum Regionalen.

Schließlich gibt die Kundschaft immer wieder ihren Wunsch nach Ware aus der Heimat zu Protokoll. So wollen nach einer 1997 veröffentlichten Umfrage des bayerischen Landwirtschaftsministeriums 77 Prozent der Verbraucher im Freistaat am liebsten Nahrungsmittel aus Bayern kaufen, sogar 85 Prozent hätten am liebsten nur Eier von bayerischen Hühnern.

„Regional ist uns nicht egal", verkündet ganz in diesem Sinne Dennree. Immerhin gebe es in vier Fällen schon Regionales: in Großostheim, Gelsenkirchen, Stuttgart und Hamburg. Die Kost aus der Heimat wird dort allerdings vor allem als Möglichkeit gesehen, das Image aufzupolieren, so das Dennree-Magazin: „Für den Einzelhändler bedeutet die Ergänzung seines Angebotes mit regionalen Produkten die Chance, dem Verbraucher Kompetenz zu beweisen. Regional erzeugte Produkte haben einen hohen Sympathiewert, und kaum ein Land wird ganz auf sie verzichten wollen. Dennoch können sie immer nur das ‚Sahnehäubchen' auf dem Sortiment darstellen."

Das mit dem „Sahnehäubchen" ist allerdings nicht wörtlich zu nehmen, denn gerade bei den Molkereiprodukten müssten „die nationalen Marken vorherrschen". Es scheint, als ob es sich da um ein Naturgesetz handle, das Gesetz der großen Mengen, des zentralen Einkaufs,

(Kochen mit Willi

der billigen Preise. Ein Naturgesetz ist dies indessen nicht, es ist das Gesetz des (Super-)Marktes. Die Öko-Riesen wie Dennree sind in einer misslichen Lage. Einerseits haben sie die hehren Ansprüche von einst nicht ganz vergessen: Sie wissen, dass ihre Erfolge darauf beruhen, dass sie dem wachsenden Bedürfnis nach naturschonendem Konsum entsprechen. Andererseits haben sie sich den Gesetzen des Marktes, des Super-Marktes, unterworfen, sie wachsen und wachsen. Und sie laufen so mehr und mehr Gefahr, sich auch der naturzerstörenden Logik des Marktes zu unterwerfen. Während deshalb bei der Kundschaft der Wunsch nach mehr Natur, ja mehr Moral beim Einkauf wächst, entfernen sich die Öko-Profis ganz leise von solchen Idealen. Denen bleibt als Reservat nur noch ein Abschnitt im Hochglanzprospekt und ein Ehrenplätzchen in der Firmenchronik.

Die Firma Rapunzel beispielsweise, in einem kleinen Ort namens Legau im Allgäu ansässig, stammt aus der Öko-Szene, sie gehörte einst zu den Pionieren und jetzt zu den ganz Großen. Im kleinen Laden bei der Firmenzentrale in Legau geht es noch konsequent szenemäßig zu. Es liegen Prospekte aus und Einladungen aus der alternativen Subkultur, zu Tanz-Workshops beispielsweise: „In einer Atmosphäre von Achtsamkeit, Akzeptanz und Respekt werden wir die heilende Kraft des Tanzes erfahren", verspricht der Prospekt. Es wird geladen zu Vollwert-Kursen („Kochen mit Willi"), esoterischen Gruppen („Heilen mit Kristallen") und Selbstfindungsgruppen („Begegnung mit dem inneren Kind").

In der Rapunzel-Kantine wird biologisch gekocht, in den Büros arbeiten die Öko-Manager an Holzschreibtischen. Im Firmenprospekt wird auch noch ehrendes Angedenken gewahrt an die Gründerzeit in den Siebzigerjahren, als Rapunzel-Chef Josef Wilhelm zu Hause in der Badewanne das Müsli für die ersten Kunden zusammenrührte. Sein Motiv war damals, so die Firmenchronik, die Überzeugung, dass „Naturkost und biologische Landwirtschaft als wichtige Bausteine eines Konzepts zur möglichen Rettung unseres Planeten gehören".

Mittlerweile ist Rapunzel eine Aktiengesellschaft und nach eigenen Angaben Deutschlands größter Hersteller von Naturkost. Die Firma setzt Millionen um und verarbeitet jährlich 10 000 Tonnen Rohstoffe aus 24 Ländern. Einem Reporter der *Schwäbischen Zeitung* gegenüber gab sich Gründervater Wilhelm als „Naturkost-Realo" zu erkennen, der die Umwelt schonen will, aber auch die weithin konsensfähige Maxime teilt, „Geld stinkt nicht". In Fragen der Rettung des Planeten und der klimaschädlichen Transporte hat der Rapunzel-Boss zu einer pragmatischen Haltung gefunden: „Trockenfrüchte aus der Türkei werden sowieso mit dem Lkw gebracht. Wenn der schon fährt, dann soll er lieber Bio-Ware transportieren."

Die Grenzen zerfließen zwischen den einstigen Bio-Pionieren und den normalen Supermärkten, die in erster Linie an das Wohl ihrer Aktionäre denken und die Bio-Ecke als Imageträger einrichten. Für die Kunden, denen sauberes Wasser ebenso wichtig ist wie giftfreier Boden, die den kleinen Bauern faire Preise gönnen wollen und den Hühnern ein glückliches Leben, wird es immer schwieriger, beim Einkauf Moral walten zu lassen.

Frau Patzlaff aus der Siegener Gegend beispielsweise. Sie kauft, wie wir aus dem Müsliladen-Kundenblatt *Schrot & Korn* erfahren haben, Milch im Bio-Laden für 1,20 Euro den Liter. Und sie würde gern, wie sie dem Blatt erklärte, noch mehr ausgeben – wenn das den Kühen diene: „Wenn mir die Anbauverbände eine noch tiergerechtere Haltung garantieren würden, zum Beispiel auf das Enthornen der Kühe verzichten und deshalb ihre Herdengröße reduzieren, könnte ihre Milch von mir aus noch 5 Cent mehr kosten."

Damit befindet sich Frau Patzlaff in guter Gesellschaft: Nach einer 1998 veröffentlichten Forsa-Umfrage liegen 85 Prozent der Kunden Aspekte des Tier- und Naturschutzes am Herzen, 84 Prozent akzeptieren auch höhere Preise für Bio-Produkte.

Kundenbefragungen in der Bio-Sphäre ergaben, dass gerade bei Milch 40 Prozent der Befragten Preisaufschläge von 50 Prozent hinnähmen. 16 Prozent meinten gar, sie würden sogar das Doppelte des bisherigen Preises zahlen.

Merkwürdigerweise aber will niemand das Geld dieser Leute. Obwohl diese Kunden gern mehr ausgäben, wird die Öko-Milch immer billiger. Der Großhändler Dennree etwa verschleudert erstklassige Bio-Milch in Demeter-Qualität für einen Euro. Der Supermarkt-Konzern Rewe verramscht das feine Getränk gar für 80 Cent. Auch andere wertvolle Erzeugnisse der glücklichen Kühe werden zu Dumping-Preisen hinausgeworfen. Dennree will bloß einen Euro für guten Tiroler Bio-Emmentaler haben und nur 1,50 Euro für die wertvolle Naturland-Biobutter. Rewes Minimal-Filialen gar machen aus erstklassigen Bio-Sachen Billigware: Quark gibt es für 50 Cent, Joghurt für 40 Cent. Bald ist es so weit wie an jenen Shell-Tankstellen, wo Milch auf der Preistafel neben der Straße für 50 Cent angeboten wird, billiger als Super bleifrei.

Der Bio-Markt ist im Begriff, die Entwicklung nachzuvollziehen, die im herkömmlichen Lebensmittelmarkt stattfindet: Dort fallen die Milchpreise ins Bodenlose. Schon ist, laut *Lebensmittelzeitung*, jeder Tropfen Sahne, der im Supermarkt verkauft wird, ein Zuschussgeschäft. Bio ist da kein Garant mehr fürs Überleben: Die „Rhöngold-Molkerei" musste schon aufgeben und wurde an einen Konkurrenten verkauft; die „Herzblatt"-Molkerei, Hessens erstes Bio-Milchwerk, ging in Konkurs.

Die Bio-Funktionäre, die den Weg in den Supermarkt zur Förderung des Absatzes stets forciert hatten, bangen jetzt um das Einkommen ihrer Bauern. *Der kritische Agrarbericht* meldete schon 1997, „der Wunsch nach einem für Bauern gerechten – weil kostendeckenden – Preis" bliebe nach Beobachtungen vieler Agrarier „auf der Strecke", zumindest in Österreich, wo die Supermärkte schon früh auf die Öko-Welle aufgesprungen waren. Die deutschen Zahlen bestätigen die Tendenz: Von 1990 bis 1998 fielen die Milchpreise, die die Bio-Bauern erhielten, von 72 Pfennig (30 Cent) auf teilweise unter 60 Pfennig (36 Cent).

Die Zeitschrift *Ernte*, das Mitgliedermagazin der österreichischen Bio-Bauern, warnte daher vor dem „Schritt in den Supermarkt": Es bestehe „akute Gefahr, dass der Markt uns verschlingt". Denn: „Tempo und Diktat der Nachfrage sind kaum in den Griff zu bekommen. Um die Nachfrage zu befriedigen heißt die Devise: rationalisieren und in großen Einheiten produzieren." Die Folge sei „zwangsläufig", dass die Ökologie „in den Hintergrund treten" müsse. Eigentlich sind die Naturgesetze und die Regeln des Supermarktes unvereinbar. Wenn ein Gärtner ein Beet anlegt, dann dauert es ein Weilchen bis die Früchte reifen. Doch wer weiß, ob der Handelskonzern die Karotten noch möchte, wenn sie reif sind: „Die Möhren fliegen wieder raus, wenn in einer Saison von irgendwoher Billigmöhren kommen", klagt sogar ein Konstantin von Löbbecke. Langfristige Lieferverträge scheuen die Handelsgiganten: „Die wollen die Spotmärkte nutzen." Auf Spotmärkten gibt es Früchte zum Spottpreis, die irgendwo auf der Welt flottieren.

Alles soll billig sein: Das ist das oberste Gesetz der Supermärkte. Die Qualität spielt eine untergeordnete Rolle. Pech für die Öko-Barone von Bergquell. Beim „Konditionspoker" mit Metro, Kriegbaum, Wal-Mart, Interspar wollten die Bergquell-Leute sich nicht auf Mini-Preise einlassen: „Da sind wir wieder rausgeflogen." Umsatzeinbuße: drei Millionen Euro.

Neuerdings warnen Branchenkenner auch vor einem Verlust an Qualität. Das ist nicht verwunderlich; verwunderlich ist nur, dass die Kritik an den Praktiken der Handelsketten in der Bio-Branche bisher nur sehr verhalten erklang. Dabei klagen die konventionellen Lebensmittel-Lieferanten, darunter sogar große Konzerne, seit Jahren vehement über halsabschneiderische Preisdiktate, über willkürliche Rabattforderungen, etwa aus Anlass von Neueröffnungen oder auch Laden-Jubiläen.

Einmal, es war im Frühjahr 1998, riefen die entnervten Lieferanten sogar nach der Hilfe des Staates: Der Markenverband, in dem sich die großen Herstellerfirmen zusammengeschlossen haben, beschwerte sich, dass von den Supermarktketten „dreister denn je abkassiert" werde. Anlässlich der Übernahme der Wertkauf-Gruppe durch den amerikanischen Wal-Mart-Konzern sei von den Lieferanten sogar ein zweiprozentiger „Hochzeitsbonus" verlangt worden. Diese Praktiken, in der – nicht sehr eleganten – Handels-Fachsprache „Anzapfen" genannt, sollen nach dem Wunsch der Markenartikler verboten werden. Auch „Schleuderpreisstrategien" sollen gesetzlich untersagt werden, sogar das „Auffordern" zu Vorzugsrabatten soll bestraft werden. Ein seltsames Milieu, in dem Rabatte als Missetaten gelten und die Einzelhandelsbosse einen Ruf wie Raubritter und Wegelagerer genießen.

Angesichts dieser Fronten und Feindschaften ist es sehr verwunderlich, wenn die Öko-Lieferanten gerade dieses Haifischbecken zielstrebig ansteuern, ihre wertvolle Ware zum Verschleudern selbst noch herantragen und sogar noch freudig bewegt sind, dass sie nun endlich bei den Großen, den „Big Players", mitspielen dürfen.

Der Qualität ihrer Erzeugnisse könnte das schlecht bekommen. Denn die Sphäre der Supermärkte hebt das Niveau des Angebotes nicht unbedingt, wie Kritiker glauben.

So klagte Wolfgang Kartte, der frühere Präsident des Bundeskartellamtes und Hobbykoch, im März 1998 laut *Frankfurter Rundschau*: „Eine Verarmung des Angebots ist offensichtlich. Genmanipulationen von Gemüse, Obst und anderen Agrarprodukten und die Uniformität des Angebots an Grundnahrungsmitteln sind Folgen eines irrsinnigen Preisdrucks, der vom Handel auf die Produzenten ausgeübt wird. Ich will niemandem nachsagen, dass er schlechte Ware unters Volk bringt. Aber warum müssen wir Fleisch essen von Tieren, die mit Mehl von Kadavern ihrer Artgenossen gefüttert werden?"

Vor allem für die Öko-Erzeuger ist eine solche Entwicklung prekär. Wenn die gefürchteten Praktiken der herkömmlichen Nahrungserzeugung auch die Öko-Waren erreichen, dann sind die besondere Qualität und der Vertrauensvorsprung der Naturkost dahin.

Erfahrene Branchenkenner plädieren daher für eine Profilierung abseits der Supermarktketten. Andreas Weritz-Schaefer, ein Reformhaus-Manager, distanzierte sich von den Versuchen, mit Öko-Produkten in die Supermärkte zu gehen: „Meiner Meinung nach hat der Großhandel mit seinem enormen Preiswettbewerb die Nahrungsmittel insgesamt diskreditiert. Er hat auch auf dem Gewissen, dass die Qualität immer schlechter wird. Ich glaube, dass die Strafe insofern auf dem Fuße folgt, als der Verbraucher kein Vertrauen in das Öko-

Angebot in den Regalen normaler Supermärkte hat. Ökologie ist eben auch Vertrauenssache."

Noch fühlen sich allerdings viele Bio-Produzenten geschmeichelt, wenn sie von den Branchen-Moguln umgarnt werden, sie freuen sich, wenn Maggi Bio-Kartoffeln kauft und pulverisiert in Tütensuppen rührt. Andere Öko-Fabriken ahmen Pfanni nach und versuchen sich an flockentrockenem Bio-Kartoffelbrei. Das schmeckt zwar scheußlich, hat aber erschreckenden Erfolg.

9.

Flink kloppen

Die Industrialisierung der Naturkost
Wie gut sind die Bio-Babybreie von Hipp? / Vitaminschwund beim
Öko-Kartoffelpüree / Der Geschmack bleibt auf der Strecke / Neu von
Maggi: Bio aus der Tüte / Der Streit um das Aroma / Suppen-Bluff bei
Rapunzel

Kulinarisch gesehen ist dieser Ort eher etwas für die Anspruchslose-
ren. An Buffet Nummer 10 gibt es eine Auswahl von lappigen Sand-
wichs mit Schinken, alternativ auch Reis auf einem Styropor-Tablett
mit roten Klumpen und ebensolcher Sauce, zum Dessert locken cello-
phanverpackte Kuchen mit schwarzen Klümpchen. Dazu reicht man
Becks Bier, Coca-Cola oder Tropicana Orangensaft aus dem Tetrapak,
wahlweise auch Cappuccino aus Plastikbechern. Unmittelbar nach
Verzehr kommt schnell ein junger Helfer mit roter Baseball-Mütze,
Adidas-Turnschuhen und gelben Gummihandschuhen und leert all
den Müll in Plastiksäcke.
Die Menschen verzehren das Dargebotene klaglos. Sie könnten auch
schlecht meckern, denn sie gehören zu jenen, die weltweit an solch
kulinarischen Schrecknissen arbeiten. Bei der Messe Food Ingredients
Europe versammeln sich jene Menschen, die für das Essen verantwortlich sind, das heutzutage in den Supermärkten verkauft wird:
Lebensmitteltechnologie, Chemiker, Diplomingenieure. Ihre Arbeit-
geber haben prächtige bunte Stände aufgebaut, an denen sie all die
Pülverchen vorführen, aus denen das Essen zusammengemixt wird.

Der Chemie-Konzern Hoechst beispielsweise führt seinen neuen Kunststoff namens „Sunett" vor, der als billiger Zucker-Ersatz in Orangensäfte, Joghurts und Eistee gemixt wird. Die Firma BASF preist ihre Feinchemikalien an, etwa jenes Beta-Karotin, das „naturidentische Farbmittel", das in verschiedenen Tönen „von gelb (Y) bis orangerot (O)" erhältlich ist.

Der österreichisch-schweizerische Konzern Jungbunzlauer bietet seine Zitronensäure feil, für die in einer Fabrik bei Wien emsige Schimmelpilze vom Typ *Aspergillus niger* schuften. 120 000 Tonnen, berichtet ein Manager stolz, erzeugen die fleißigen Pilze jedes Jahr, und dazu, wegen des besonderen Herstellungsverfahrens, 120 000 Tonnen Gips. Die Vereinigung der US-Soja-Produzenten führt die Früchte ihrer Arbeit vor und die Erzeugnisse, in die sie hineingemixt werden, Nutella beispielsweise. Und der Gen-Pionier Monsanto präsentiert seinen Süßstoff NutraSweet und andere Zutaten mehr.

Die crème de la crème der globalen Food-Industrie versammelt sich alljährlich zu diesem Branchentreff. Die europäische Messe wechselt zwischen London, Paris und Frankfurt, die asiatische zwischen Singapur und Shanghai, in São Paulo werden die Kunden Lateinamerikas geworben.

1997, auf der Messe in London, gab es eine bedeutende Innovation: Erstmals waren auch Öko-Anbieter zugelassen. Die hatten zwar nur eine kleine Bio-Ecke im ersten Stock, ganz am Rande. Mittlerweile ist das Bio-Business vorangeschritten, hat gar eine Fachzeitschrift: *Organic Business*. Die Erfolgsstory war schon bei der Premiere in London abzusehen. Die Naturköstler hatten offenbar keine Berührungsängste. Einige hatten sich unter den Kunstnahrungserzeugern offenbar gleich ganz wohl gefühlt und „ansehnliche Extra-Geschäfte" gemacht, berichtete der Öko-Organisator Simon Wright. Ein „Veteran" aus der Öko-Sphäre schwärmte damals gegenüber Mr. Wright von der „besten Handels-Show", die er je erlebt hatte. Mr. Wright ist „Consultant Food Technologist", eine Art Unternehmensberater mit Öko-Schwerpunkt. Er hat schon vor Jahren ein Buch veröffentlicht*

---

* Simon Wright: Handbook of Organic Food Processing and Production. London: Chapman & Hall, 1994

und berät Lebensmittelfirmen, die nicht so recht wissen, was sie mit den neuen, trendigen Öko-Sachen anfangen könnten. Mr. Wright hat alles drauf, was in der Öko-Szene en vogue ist, und kann es gewinnträchtig vermarkten. Er liefert, laut Eigenwerbungsfaltblatt, alles von der „Entwicklung neuer Produkte mit ökologischen, fair gehandelten und natürlichen Zutaten" bis zur „Public Relations Strategie" in Fernsehen, Presse und Boulevardmagazinen.

Mr. Wright hat damals auch, beim „World Food Summit 97", dem Gipfeltreffen der Essenskonstrukteure anlässlich der Zutaten-Messe in London, ein Seminar zu den neuen Trend-Ingredienzen veranstaltet, Thema: „Aufregende Zeiten für Bio-Nahrung". Der Öko-Unternehmensberater erklärte den Abgesandten der Food-Multis ihre Bio-Perspektiven: Gerade für „multinationale Gesellschaften" böte Bio eine „bedeutende Chance", ihr Image zu polieren, „Reputation" und „Integrität" zu erwerben. Und auch ordentlich Umsatz: Denn der Öko-Marktanteil, der 1997 europaweit bei mageren 1,8 Prozent lag, könne bis 2007 auf 10 Prozent, bei optimistischer Rechnung gar auf 30 Prozent steigen. Schöne Aussichten. Noch schöner waren Kostproben auf dem Tisch am Rande des Saales: lauter umsatzträchtige Bio-Sachen. Ein Pulverkaffee aus Bio-Bohnen, der sich allerdings geschmacklich von Nescafé kaum unterschied, außerdem Tee aus dem Beutel, Milch aus dem Tetrapak, plastikverpackte Käsescheiben vom Typ „Cheddar". Das war neu, wahrlich innovativ, und hatte so gar nichts mehr vom Moral-Muff aus dem Müsliladen. Das ist die Warenwelt, die Singles von der Tankstelle kennen, an der sie spätnachts, wenn der Kühlschrank gähnend leer ist, noch was kriegen. Etwa den Klassiker, das Sandwich im charakteristischen Aral-Shell-Esso-Design, cellophanverpackt und gummiähnlich im Griff. Genau das gibt es jetzt, genauso cellophanverpackt, auch in Öko: das „Alternative Sandwich".

Besonders erfreulich ist, dass es jetzt sogar Naschware mit eingebauter Moral gibt: „Organic Oat & Honey Cookies". Außerdem gibt es Schokolade mit politisch absolut korrekten Regenwaldzutaten und einer leichten geschmacklichen Erinnerung an ausgestorbene Völker: „The authentic Maya Taste of Rainforest Spices & Oranges".

Ein aufstrebender Bäcker aus Melmerby, einem Ort in Nordengland, exportiert seine klarsichtverpackten Erzeugnisse sogar bis in die USA. Das findet der Mann, ehrlich, auch nicht ganz okay, wegen der weiten Transporte. „Bedauerlicherweise" aber seien die Leute in Melmerby noch nicht auf dem Öko-Trip, sagt der Bio-Großbäcker Andrew Whitley: „Die Ironie ist, dass die örtliche Bevölkerung sehr konservativ ist, die essen keine Bio-Sachen."

Doch der Direktkontakt zum Kunden ist nicht nur in Britannien schwierig. Wie jener innovative Großbäcker haben auch viele Bio-Bauern Probleme, an die Kundschaft zu kommen. Die Verbraucher hätten zwar gern ein größeres Bio-Angebot, doch die landwirtschaftlichen Produkte werden heutzutage nur in ganz geringen Mengen direkt an die Verbraucher verkauft. „Nur noch etwa vier Prozent der Erzeugung – gemessen an den Verkaufserlösen der Landwirtschaft – werden von der Landwirtschaft direkt an die Endverbraucher verkauft. Hierbei handelt es sich vor allem um Speisekartoffeln, Obst, Gemüse, Wein und Eier. Dagegen werden die für die Landwirtschaft bedeutendsten Produkte – Milch, Getreide, Schlachtvieh – fast ausschließlich von Handels- und Verarbeitungsbetrieben aufgenommen", schreibt der Agro-Marktforscher Professor Hans Eberhard Buchholz.*

Und auch die übrigen Früchte des Feldes und der Gärten gelangen nicht im Naturzustand zum Konsumenten, sondern werden erst noch pulverisiert, getrocknet, verkocht, verbunden mit Verdickungsmitteln, Emulgatoren und Stabilisatoren. „Gegenwärtig", so Buchholz, „gelangen mehr als 90 Prozent der landwirtschaftlichen Erzeugung erst nach einer Be- und Nachbearbeitung durch das Ernährungsgewerbe an den Endverbraucher."

So mag es also verständlich scheinen, wenn die Öko-Erzeuger auf der Suche nach Wegen, ihren Absatz zu erhöhen, auch an die Hersteller von Industrienahrung denken – oder selbst an die Produktion von

* Hans Eberhard Buchholz: Strukturen und Bestimmungsgründe des Nahrungsangebots. In: Ernährungsforschung interdisziplinär (hrsg. von Thomas Kutsch). Darmstadt: Wissenschaftliche Buchgesellschaft, 1993

Tütensuppen und Fertigsaucen gehen. Jedoch: Wenn pulverisierte und getrocknete Öko-Möhren in der Maggi-Tütensuppe landen, dann schmeckt das Ergebnis kaum besser als eine herkömmliche Maggi-suppe. Und wenn ein Öko-Produzent seine Kartoffeln zu Flocken ver-arbeitet und als Fertigpüree feilbietet, dann ist dieses genauso min-derwertig wie jenes von Pfanni. Der Qualitätsvorsprung, den die Bio-produkte also eigentlich haben, ist durch Industrialisierung zunichte gemacht. Bio schmeckt dann nicht mehr besser, die Vorzüge sind nicht mehr wahrzunehmen – und die Leute werden sich fragen, wo-für sie dann mehr Geld für Bio ausgeben sollten. Der Weg in die Industrialisierung der Biolebensmittel könnte sich so als Sackgasse erweisen.

Noch aber freuen sich die Bio-Bauern, wenn immer mehr große Lebensmittelkonzerne Natur-Kost in ihre kulinarischen Kreationen einbauen. Zudem rüsten auch die Zulieferer auf: Die niedersächsi-sche Eier-Firma Heidegold hat eine Fabrik gebaut für industriege-rechte, flüssige Eiprodukte, die aus dem Ausstoß von über 100 000 Hennen auf „Alternativ"-Farmen gewonnen und unter dem Namen Eiquick vermarktet werden. Das schafft dann neue Absatzmärkte für die naturnahen Agrarier, ein schönes Image für die Food-Konzerne und ein neues Angebot in den Supermärkten.

Das geht neuerdings so flott, dass sich manche Supermarktbesucher schon über „Kuriosa" mit Öko-Anspruch wundern. So staunte nach einem Ausflug in Supermärkte das Schweizer Magazin *Facts* ange-sichts von „Biogummibärli" und „Bio-Jogo-Dressing" („Drei Monate lang haltbar"), von „Biolakritzbärli" und dem „Burger Mäck Urkraft", einem Hamburger-Imitat aus Käse und Gemüse.

Die Journalisten hingen wohl noch der Vorstellung nach, Bio-Ware sei nur etwas für Naturfreunde, die in Sorge um die Umwelt verant-wortungsbewusst konsumieren wollen. Das aber ist von gestern. Da ist die Realo-Fraktion im Bio-Business längst weiter.

Der deutsche Marktführer Rapunzel beispielsweise beliefert vor allem Naturkostläden. Neuerungen sehen die Leute von Rapunzel nicht durch die grüne Brille der Öko-Ideologen, sondern mit dem kühl kalkulierenden Blick des Kaufmanns. Tiefkühlkost etwa gilt Ideologen als Energieverschlinger. Anders Rapunzel: „Tiefkühlkost ist der Sortimentsbestandteil, der für zusätzlichen Umsatz sorgt", verkündet die Bio-Firma, die als Aktiengesellschaft geführt wird, in einem Prospekt für Händler. Ihre Tiefkühlabteilung arbeite absolut professionell, wirbt die Naturkost-AG: „Bundesweite Belieferung des Einzelhandels mit Tiefkühlspedition. Günstige Kauf- oder Leasing-Angebote für Tiefkühlschränke." Im Angebot ist Tiefkühlpizza von Margerita bis Gärtnerin, „Vegetarische Nuggets" oder eine „Knusperschnitte" mit Kartoffelpanade und vieles andere mehr. Bio für Faule.

Die Emanzipation der Lebensmittel von der Natur hat jetzt die Bio-Sphäre erreicht. Auch hier herrschen die Widrigkeiten der Natur: Echter Blumenkohl welkt unangenehm schnell, dabei muss er doch so weit reisen bis in die hinterste Bio-Supermarktfiliale und kommt erst kurz vor dem Verfall dort an. Besser ist: Natur in Dosen.

In den USA, dem Heimatland des Künstlichen, gelingt die Versöhnung von Natur und Industrie am elegantesten. „Always Natural", immer natürlich, lautet beispielsweise der Slogan der Fertigkost-Firma „Fantastic Foods". Die „Always Natural"-Produktlinie floriert mit diversen Schnellgerichten à la 5-Minuten-Terrine: Ein „Cha-Cha-Chili" etwa oder ein Kartoffelbrei-Ersatz namens „Stuffed Mashed Potatoes". Die Reihe „Healthy Complements" bietet gar Fertigkost für wahre „Gourmets": Couscous oder Risotto. „Alles, was wir machen, ist immer natürlich", beteuert Fantastic Foods. Die Firma Cascadian Farm bringt sogar die ganze Welt auf den Teller: „Meals for a Small Planet", plastikverpackt und für 2,79 Dollar etwa ein vegetarisches Azteken-Menü, alternativ eines in Geschmacksrichtung Cajun. Auch Mediterranes ist zu haben, alles in „LowFat – No Cholesterol", und „alles aus dem firmeneigenen Netz von Bio-Farmen".

So wächst zusammen, was eigentlich nicht zusammengehört. Auf der Kunstnahrungs-Messe Food Ingredients Europe in London sprachen die Branchenexperten darum schon von der „Öko-Industrie". Eine Vokabel, bei denen echten Naturfreunden das Grausen kommt; die Bio-Erzeuger sind davon jedoch weit entfernt. Sie sind Profis und nutzen mehr und mehr die Tricks ihrer Kollegen aus der High-Tech-Lebensmittelindustrie. Auch Bio-Fabriken stellen Lebensmitteltechnologen ein. Und die können dann an Tütensuppen, Tiefkühlpizzen und Sojawürstchen zeigen, was sie in der Universität und den Labors der Großen gelernt haben. Die neuzeitlichen Erzeugnisse der Bio-Branche zeugen denn auch von technischen Fertigkeiten, von denen ein früher Pionier-Bauer nie hätte träumen wollen.

Rapunzel beispielsweise verkauft feine „Fiesta Tortilla Chips Indigo", laut Packungsaufdruck „Peppig pikant gewürzter blauer Mais", natürlich „aus kontrolliert biologischem Anbau". Skeptiker wundern sich über das ungewohnte Blau in der Tüte: Das sei laut Etikett den „von Natur aus blauen Maiskörnern" zu verdanken. Wer lieber herkömmliche Chips knabbert, bekommt bei Rapunzel auch Bio-Kartoffelchips aus holländischer Erzeugung. Die Chips versprechen laut silberglänzender Packung einen „Genuss ohne schlechtes Gewissen", denn: „Unsere Bio Potato Chips werden in einem kleinen Familienbetrieb nach alter Tradition gebacken". Der Aufdruck lässt offen, wieso das schlechte Gewissen beim Knabbern dieser Chips ausbleibt. Liegt es am „kleinen Familienbetrieb"? Hinterließe ein großer Familienbetrieb ein schlechteres Gewissen? Und wo gibt es eine „alte Tradition" des Kartoffelchipsbackens? Vermutlich nur in Holland. Vermutlich gilt auch nur dort das Knabbern von Kartoffelchips als „Genuss".

Die Bio-Fabrikanten offenbaren ein merkwürdiges Verhältnis der Szene zum Genuss. Da verfügen sie über erstklassige Kartoffeln, wohlschmeckende Karotten, prima Lauchstangen, super Sellerie. Die beste Milch kommt von Bio-Höfen, ausgezeichnete Butter, leckere Sahne. Schweinefleisch, Hähnchen, Enten, alles ein Hochgenuss. Doch wenn die hochwertigen Rohstoffe den industriellen Produktionsprozess durchlaufen haben, ist der Vorsprung gegenüber den konventionellen, mit Gift und Kunstdüngern erzeugten Nahrungsmitteln, meist dahin. Die Öko-Industrieprodukte schmecken nicht besser als die von Maggi, Knorr & Co. Und sie enthalten genauso wenig Nährstoffe. Oft stammen wesentliche Zutaten gar nicht aus ökologischem Anbau: Die „Klare Suppe" von Rapunzel Naturkost enthält laut

Etikett „als geschmacksgebende Komponente durch Autolyse gewonnenen Hefeextrakt". Autolyse? Hefeextrakt? Der Qualitätsmanager der Firma kann das dem ratlos anrufenden Konsumenten auch nicht recht erklären, empfiehlt die Lektüre einschlägiger Fachbücher. Sagen aber kann er, dass der „Hefeextrakt" nicht aus Öko-Produktion stamme: Das Erzeugnis sei dermaßen erfolgreich, dass die Firma den Erfolg nicht durch überstürzten Einsatz von Öko-Hefeextrakt gefährden wolle. Das ist natürlich bedenklich: Hefeextrakt, das ist eine Geschmacks-Krücke, die auch von Nestlé und Knorr für Tütensuppen verwendet wird. Wenn die Tüten-Junkies dann auf Öko umschwenken, sind sie natürlich dankbar, wenn der vertraute Kunstgeschmack wieder auftaucht. So breitet sich der Ersatzgeschmack in der Öko-Szene aus: Auch die „Gourmet-Pastete Classico" von Allos baut auf den Hefe-Geschmack, desgleichen die „Klare Hühnerbouillon" von „Natur Compagnie", die also eigentlich Hefebouillon heißen müsste.

Besonders problematisch ist es deshalb, wenn schon die ganz Kleinen mit den industriellen Bio-Produkten und oft künstlichen Geschmackshilfen aufwachsen, etwa von Bio-Pionier Hipp.

Eigentlich ist Claus Hipp, der Chef der Firma, sehr für das Natürliche. Er gehörte zu den Ersten, die Bio-Erzeugnisse industriell verarbeiteten. Er fordert eine gerechte Bezahlung für die wertvollen landwirtschaftlichen Erzeugnisse: „Die Arbeit der Bauern muss wieder honoriert werden." Er sprach sich gegen die industrielle Gleichmacherei im Agrarischen und den „Erhalt der Artenvielfalt" aus: „Wir brauchen kein Einheitsobst." Und weil immer mehr Mütter „Bio" für ihre Kleinen wollten, der Anteil der Bio-Befürworterinnen schon zwischen 1989 und 1992 von 45 Prozent auf „sage und schreibe" (Hipp) 92 Prozent gestiegen ist, stellte er sich frühzeitig auf den Trend zum Natürlichen ein: „Deshalb lautet unsere Marketing-Strategie: Feste Bindung des Vorteils Bio an die Marke Hipp", schrieb er in einem Aufsatz zum Thema Bio-Kost.

Die Strategie ist aufgegangen: Bei Hipp ist alles Bio, das weiß jeder: „Dafür bürge ich", versichert sicherheitshalber der Firmenchef auch noch auf den Packungen. Bio schmeckt auch prima, normalerweise.

Aber wie schmecken die *Sternchennudeln in italienischem Gemüse &*
Bio-Hühnerbrustfilet, Marke *Soo groß*? Oder Hipps *Bunter Gemüsereis*
& Bio-Hühnchen Nuggets?

„Ideal für Mikrowelle", das steht auch auf der Packung. Also: Löcher
in die Alufolie, ab in die Mikrowelle, piep, piep, nach einer Minute ist
das Essen fertig.

Es riecht ein wenig nach Campingplatz, mittags um zwölf, wenn alle
ihre Dosenravioli kochen. Und so ähnlich schmeckt es auch. Anna, 4,
probiert ganz vorsichtig. Einen halben Teelöffel nimmt sie von der
hellen Substanz im Plastiknapf, noch einen halben von der rötlichen.
Dann ist sie fertig. „Mag nicht mehr." Was sie da wohl gegessen hat?
„Wahrscheinlich", meint sie, seien da „Kartoffeln drin". Ein Irrtum:
Reis war drin, Tomaten auch, Pastinaken und vieles andere. Aber
zumeist eben zur Unkenntlichkeit verkocht.

Doch es können auch Ältere und Erfahrene bei der Geschmacksbe-
stimmung irren.

Zum Beispiel Helene Steinhausen-Kibler. Sie ist die leitende Ernährungswissenschaftlerin bei Hipp. Den Brei im kleinen Fach, farblich
zwischen hellrosa und orangerot anzusiedeln, identifizierte sie zweifelsfrei: „Das ist Hühnchenpüree."

Aber was ist das im großen Fach?

Die Farbe ist klar: ein dunkleres Rot, von tomatiger Tönung. Sternchennudeln sind zu erkennen, sonst ist die Mischung eher diffus,
matschig-undefinierbar in der Zusammensetzung. Was könnte das
sein? „Tomatenmark", sagt Frau Steinhausen-Kibler, das schmeckt
sie deutlich, „die Tomate, die fruchtige Säure der Tomate." Und dann
sind Zucchinistückchen drin, schlecht zu sehen, denn „leider verko-
chen Zucchinistückchen schnell". „Und dann könnten noch Karotten
drin sein", meint sie. „Ob sie die auch schmeckt?" „Nein", gesteht die
leitende Ernährungswissenschaftlerin. Das ist kein Wunder, denn es
sind auch keine Karotten drin. So können selbst Fachleute die undefi-
nierbare Mixtur schwer bestimmen.

Die Schinkennudeln aus der Hipp-Reihe *Schneewittchen*, sie schmecken auch nicht besser. Das Gleiche gilt für die *Kinderteller* und die

Tischlein-deck-Dich-Serie von Alete. Auch hier ist alles konturlos durchmischt, die einzelnen Zutaten sind weitgehend verkocht, geschmacklich kaum zu identifizieren.

Kritik an Geschmack und optischer Erscheinung übt auch das Dortmunder Forschungsinstitut für Kinderernährung, das solche Kinderlebensmittel untersucht hat: „In den ermittelten Kleinkindermenüs waren die einzelnen Bestandteile häufig weder für das Auge noch geschmacklich zu unterscheiden. Dies traf besonders für Gemüse und Fleisch zu. Typisch für die Menüs war ferner eine dickflüssige Konsistenz mit hohem Anteil von Sauce, die durch die häufige Verwendung von Tomaten und Karotten meist rötlich gefärbt war." Und: „Geruch und Geschmack der Menüs waren meist eintönig."

Nicht unbedingt geeignet, um die Kleinen zu Feinschmeckern zu machen, deren Körper durch Lust und Appetit signalisieren kann, welche Nährstoffe er gerade braucht, findet auch das Forschungsinstitut für Kinderernährung in Dortmund und fordert: „Kinder sollen die Vielfalt der üblichen Lebensmittel und möglichst auch deren Originalgeschmack kennen lernen." Bei den Fabrikmenüs hingegen sehen die Forscher „die Gefahr der Prägung auf eine einheitliche Geschmacksrichtung". Und befürchten, „dass die Kinder keine Möglichkeit haben, die Lebensmittel nach Aussehen und Geschmack unterscheiden zu lernen".

Zumal der Geschmack hier oft kein Indikator für wichtige Inhaltsstoffe ist. Denn für den Geschmack sorgt oft die Chemie. Selbst wenn Bio-Rohstoffe zum Einsatz kamen, geht deren Geschmack bei der Verarbeitung in der Fabrik meist verloren. Zum Ausgleich, und auch, um einen typischen Markengeschmack zu erzeugen, kommt Aroma aus dem Labor zum Einsatz, die Leitsubstanz der industriellen Nahrungsmittelproduktion. Bei den Produzenten, die streng nach den Regeln der Öko-Verbände arbeiten, sollen die Labor-Aromen verboten werden. Wenn aber ein Hersteller aus Bio-Rohstoffen gewöhnliche Fertiggerichte macht, ist er an die Vorgaben der Verbände nicht gebunden und kann den Ersatz-Geschmack weiterhin einsetzen.

So ist auch bei Hipp zuweilen Aroma drin: in Hipps *Soo groß! Sternchennudeln in italienischem Gemüse und Bio-Hühnerbrustfilet* oder
auch in den *Soo groß! Tomaten-Rahmnudeln und zartes Bio-Schwei-
nefleisch und Gemüse.*

Experten raten von solchen Fertigmenüs für Kinder eher ab: Das Forschungsinstitut für Kinderernährung in Dortmund etwa kam nach
einer Überprüfung von 37 Kindermenüs, unter anderem aus dem
Hause Alete und Hipp, zu der Überzeugung, dass die Fertigkost für
die Kleinen auf gar keinen Fall zur Regel werden sollte – nicht nur aus
Geschmacksgründen: Die Fabrikerzeugnisse enthielten auch zu
wenig Nährstoffe, als dass ein Kind damit auf Dauer ausreichend ver-
sorgt werden könnte. Wer daher häufiger auf solche Glasmenüs
zurückgreifen wolle, müsse Gesundes noch dazuservieren, damit der
Nachwuchs keinen Mangel leide: „Würde ein Kleinkind seine warme
Mahlzeit überwiegend in Form der angebotenen Kleinkindermenüs
erhalten, müsste die Lebensmittelauswahl der anderen Mahlzeiten
gut geplant werden, um eine empfehlungsgerechte Tageszufuhr von
Energie und Nährstoffen zu gewährleisten."

Die Ernährungsexpertin Mathilde Kersting vom Dortmunder Institut
rät daher zum Selberkochen: „Frisch gekochte Kartoffeln sind Fertig-
produkten vorzuziehen. Püree sollte deshalb aus Kartoffeln selbst
zubereitet werden."

Nun geht indessen, just im Bio-Sektor, der Trend zu den Flocken.
Berühmt in der Branche ist das Püree „locker & flockig" aus dem
Hause Bruno Fischer. Das Erzeugnis aus „kontrolliert ökologischen
Kartoffeln" richtet sich, nach der Packung zu urteilen, an ein internationales Publikum. Produzent Fischer verkündet da in allerlei frem-
den Zungen, wie simpel das Püree zu bereiten ist: „Na een minuut de
puree flink kloppen me een garde of mixer. Klaar."

Insgeheim plagen Bruno Fischer offenbar Gewissensbisse. Er ent-
schuldigt sich auf der pink-gelben Packung für die leider nötigen
Materialien: „Dieses Produkt ist sehr sauerstoffempfindlich. Um die
Qualität zu erhalten, ist ein Innenbeutel aus Aluminium notwendig."
Immerhin bestehe die „Faltschachtel aus 80 Prozent Altpapier".

Für den Geschmack des Erzeugnisses, dem serienmäßig Salz und Gewürze beigemengt sind, entschuldigt Bruno Fischer nicht. Die blasse Pampe, die nach vorschriftsmäßiger Behandlung des Pulvers entsteht, riecht weitgehend kartoffelfremd, und es schmeckt wie ein Püree-Ersatz mit dominanter Mondamin-Note. Die mühevoll angebauten Bio-Kartoffeln müssten, wenn sie könnten, schreien, wenn sie sich in Gestalt dieses Päckchenprodukts pulverisiert wiederfinden. Für feinschmeckerische Zungen sind derlei Bio-Waren eine Beleidigung, und fürs Portemonnaie eine ungerechtfertigte Belastung: Denn für den Preis von Bruno Fischers Pulverpüree, immerhin zwei Euro, könnte man im Bio-Laden einen ganzen Beutel bester Kartoffeln bekommen, mehlig, ideal fürs Püree. Und: Es wären auch mehr Vitamine drin als bei Bruno Fischers Pulverpüree.

So ergaben beispielsweise Messungen eines Hamburger Lebensmittellabors, dass hausgemachtes Kartoffelpüree doppelt so viel Vitamin C enthielt (6 Milligramm pro 100 Gramm) wie das Bio-Püree von der Firma Bruno Fischer: das Bio-Pulver enthielt, fertig angerührt, nur 3 Milligramm, exakt genau so wenig wie das von Pfanni. Dass das Öko-Püree vitaminmäßig auch nicht besser ist als das von Pfanni, überraschte den Bio-Hersteller nicht, weil, ganz einfach, „die Verarbeitungstechnologie nahezu identisch ist", wie Bruno Fischer mitteilte. Aber das mache gar nichts, so die Öko-Firma: „Wer Kartoffelpüree wegen des Vitamin-C-Gehaltes isst, der ist leider auf dem falschen Dampfer."

Der Vitamin-C-Gehalt, meint auch Pfanni, spiele „in zubereiteten Kartoffelerzeugnissen jeglicher Art", ob hausgemacht oder fabrikproduziert, überhaupt „keine Rolle". Der Vitamin-C-Bedarf werde allgemein und ausreichend über Obst wie Orangen oder Kiwis gedeckt.

Da unterliegen die Püreepulverfabriken allerdings einem Irrtum: Denn der Deutsche isst erheblich mehr Kartoffeln als Kiwis oder Orangen. Der Vitamin-C-Bedarf wird also überraschenderweise vom deutschen Durchschnittsbürger eher über Erdäpfel als über Obst gedeckt.

Bei den Kiwis liegt der Pro-Kopf-Verbrauch gerade bei vier Gramm pro Tag, was immerhin, da die Frucht extrem vitaminreich ist, je nach Frische einem Vitamin-C-Gehalt von 0,8 bis 12 Milligramm entspricht. Von Orangen isst der Normalverbraucher 16 Gramm am Tag, das entspricht acht Milligramm Vitamin C. Kommt noch Orangensaft hinzu, 0,03 Liter am Tag, der 12,6 Milligramm Vitamin C enthält.

Hingegen die Kartoffel: Sie gilt als „Zitrone des Nordens", denn sie ist in deutschen Landen ein bedeutender Vitaminspender. Immerhin isst der durchschnittliche deutsche 198 Gramm Kartoffeln am Tag, das macht 34 Milligramm Vitamin C pro Esser. Wenn der Mensch nun zu den industriellen Erzeugnissen von Pfanni oder Bruno Fischer greift, halbiert er pro Püree-Mahl seine Vitaminaufnahme und entfernt sich von der empfohlenen täglichen Dosis an Vitamin C, die zwischen 60 und 150 Milligramm liegt.

Nährstoffverluste gibt es auch bei der Babykost: So enthalten die beliebten Gläschen mit Babybrei, wenngleich zumeist aus Bio-Gemüse und -Obst hergestellt, oft weniger Vitamine als ein vergleichbarer selbst hergestellter Brei. Bei manchen Gläschen von Hipp und Alete wird der Verlust durch Zusatz von künstlichen Vitaminen ausgeglichen – aber leider nicht bei allen. Der Vitaminverlust bei der industriellen Gläschenkost ist eine direkte Folge der industriellen Produktionsweise und, ironischerweise, auch der strengen Hygieneregeln in den Fabriken – die nötig sind, damit nichts Ungesundes ins Gläschen kommt: Bakterien beispielsweise.

Die Eltern vertrauen darauf, dass die Hersteller den Inhalt der Gläschen streng kontrollieren und sie damit die Garantie haben, nur das Allergesündeste zu verfüttern. Und tatsächlich treiben die Hersteller allen nur denkbaren Aufwand, um den Inhalt der Gläschen so hygienisch und schadstoffarm wie möglich herzustellen. Bei Hipp etwa, dem Marktführer, ist das Überwachungssystem perfekt. Zum Beispiel für die Karotten.

Die rasen in hohem Tempo heran, über ein Rüttelband, dann wohl geordnet weiter, in 54 Reihen, damit jede Einzelkarotte erfasst werden kann von mehreren hoch empfindlichen Kameras. Denen entgeht nichts, nicht der kleinste Makel. Wenn da nur ein schwarzer Fleck ist, reagiert das System: „Dann wird die Düse aktiviert und die Karotte nach unten weggeschossen", sagt Heribert Göbel, stellvertretender Produktionsleiter bei Hipp in Pfaffenhofen, eine Stunde nördlich von München.

Eine idyllische Gegend ist das hier und eine fruchtbare dazu: Dörfer mit Zwiebeltürmen, stattliche Bauernhöfe, blühende Rapsfelder, Getreidefelder, Hopfengärten. Am Waldrand hat der Imker seinen Bienenwagen abgestellt, auf Wiesen grasen Kühe, Bauern kurven mit Traktoren herum. Gemüsefelder, Gärtnereien.

Doch die Karotten, die kommen zumeist nicht von hier: „Wir verwenden so viele Karotten, dass wir mit dem Acker neben dem Haus gar nicht hinkämen", sagt Helene Steinhausen-Kibler, die leitende Ernährungswissenschaftlerin der Firma. Etwa 9000 Tonnen Karotten verarbeitet das Unternehmen jedes Jahr, alles in Bio-Qualität, versteht sich.

So ganz frisch sind sie allerdings nicht mehr, wenn sie in der Fabrik ankommen. Sie werden aus ganz Deutschland angekarrt und auch aus anderen europäischen Ländern. Hipp ist der größte Bio-Verarbeiter Europas, und wenn so viele Bio-Karotten, Bio-Erbsen, Bio-Rindfleischstücke in einer Fabrik verarbeitet werden, können die nicht alle aus der Nähe kommen.

Aber selbst wenn tausende von Gläschen in der Minute über die Abfüllanlage rasen und mitunter über 100 Tonnen Karotten an einem einzigen Tag verarbeitet werden, herrscht äußerste Sorgfalt. Nichts wäre schlimmer, als wenn in die Gläschen Schmutz gelänge, Schadstoffe, Krankheitserreger gar. Denn damit wirbt die Firma, dass alles strengstens kontrolliert und größtmögliche Sicherheit gewährleistet ist.

Darum wird alles mehrfach gesäubert, geputzt, erst im Vorwäscher, dann im Stein- und Sandabscheider, im Dampfschäler, im Bürstenschäler. Überall hängen Reinigungs- und Desinfektionspläne. Viele Maschinen werden sogar regelmäßig komplett zerlegt. Die Gläschen werden bei 85 Grad gewaschen und wiederum optoelektronisch überwacht, von vier Kameras, denen kein Staubkörnchen entgeht. Mehrfach wird das Gemüse gekocht, am Schluss sogar noch sterilisiert, in riesigen Druckbehältern, die wie U-Boote aussehen, bei 120 Grad. „Damit wird das Glas lagerfähig", sagt Vize-Produktionsleiter Göbel.

Das ist der Vorteil der industriellen Großproduktion: Hygienetechnisch ist sie dem Haushalt weit überlegen. Doch diese Art der Fabrikation von Babykost hat auch Nachteile: Die Zutaten sind längst nicht mehr frisch, sie werden vollkommen zerkocht, oft gehen Vitamine und Nährstoffe verloren. Es sind eben: Konserven.

Industriell hergestellte Gläschen seien „nichts anderes als Konserven", sagt Professor Antal Bognar. Er ist Direktor und Professor des Instituts für Chemie und Biologie bei der Bundesforschungsanstalt für Ernährung und hat zahlreiche Konserven auf ihren Gehalt an Nährstoffen untersucht. Professor Bognar hat errechnet, dass industrielle Gemüsegläschen in Sachen Vitamine deutlich schlechter abschneiden als selbst gekochte Breie: „Ein Möhren-Kartoffel-Rindfleischbrei aus dem Glas enthält nur etwa halb so viel Vitamin C wie ein schonend gedünsteter, selbst zubereiteter Brei. Auch die Mengen an Vitamin B_1 sind deutlich geringer."

Für seine Berechnungen legte Professor Bognar die durchschnittlichen Vitaminverluste durch Sterilisieren und im Vergleich die Werte eines hausgemachten Gemüsebreis zugrunde, wie er vom Dortmunder Forschungsinstitut für Kinderernährung empfohlen wird, also eine Mischung aus Karotten, Kartoffeln, Fleisch, Öl und einem Schuss Orangensaft.

Vitaminschwund bei den Babygläschen? Trotz der wissenschaftlichen Berechnungen behauptet Gundula Schuster vom Alete-Elternservice: „Gläschen sind vitaminreicher." Ähnlich argumentiert Hipp: Belege für diese Behauptung kann Hipp allerdings nicht vorlegen, und auch Alete-Pressesprecherin Lilian Susan Wilke räumt ein: „Genaue Daten zu Vitaminverlusten bei industrieller Beikostproduktion werden von uns nicht erhoben." Empfindliche Vitamine, die im Zuge der Herstellung verloren gehen, würden „je nach Vorkommen in den Lebensmitteln" nachträglich wieder zugesetzt, sagt die Alete-Sprecherin.

Dies aber trifft nur für süße Obstpürees und Vollkorn-Getreide-Breie aus dem Alete-Gläschen zu. Von den herzhaften Alete-Menüs wie *Fei-*

nes Butter-Gemüse mit Kartoffeln und Bio-Hühnchen und *Schinken-Nudeln mit Gemüse* erhält keines einen Zusatz an Vitamin C oder Vitamin B_1. Das ist in der „Alete-Produktionsinformation" nachzulesen.

Bio-Brei, aus wertvollen Rohstoffen, leider aber vitaminreduziert: Das ist nun nicht unbedingt das, was fürsorgliche Eltern ihren Kleinen eigentlich geben wollen.

Indessen wächst die Kritik an der Industrialisierung des Natürlichen. „Zwischen der biologischen Nahrungsproduktion und dem fertigen Produkt in der Kühltheke liegen alle Schandtaten der Lebensmittelindustrie", warnt etwa der Geschäftsführer des Bundesverbandes Naturkost Naturwaren: „Eine Bio-Suppe aus der Dose ist keine Naturkost mehr." Und das Magazin *Öko-Test* meint: „Wenn es um Fruchtgeschmack geht, sind einige Bio-Produzenten kaum von Nestlé und Co zu unterscheiden."

Der österreichische Bio-Verband „Ernte für das Leben" beispielsweise hat sich im Umgang mit den Lebensmittelkonzernen und Supermarktketten für eine pragmatische Lösung entschieden, ideologiefrei, profitorientiert.

„Wir arbeiten mit den Größten der Branche zusammen", sagt Herbert Allersdorfer, Geschäftsführer der „Ernte"-Zentrale. „Ernte"-Bauern beliefern den Tiefkühler Iglo, den Kindsernährer Hipp, den Branchen-Primus Nestlé. „Bei uns sind die Berührungsängste geschwunden", sagt Bio-Manager Allersdorfer.

Das ist schön für die Tüten-Köche: So kann Maggi ein ganzes Sortiment mit Bio-Tütensuppen anbieten: Die „Extra Feine Bio-Gemüsecreme Suppe" etwa. Die enthält zwar auch einige der unentbehrlichen industriellen Zusatzstoffe, im Kleingedruckten ausgewiesen, aber vorne vor allem das begehrte Bio-Etikett. Solche Bio-Mixturen stoßen indessen nicht überall auf blanke Begeisterung.

Der deutsche Bioland Bundesverband etwa klagt in einem Merkblatt über Zusatzstoffe: „Die Qualität des landwirtschaftlichen Ausgangsproduktes wird immer unwichtiger, denn fehlende Eigenschaften können relativ einfach mit chemischen Mitteln ersetzt werden." Der

Bio-Verband warnt: „Insbesondere für die wachsende Zahl von Allergikern stellen Zusatzstoffe eine potenzielle Gefahr dar." Manche Ingredienzen trügen überdies „sogar zur Verbrauchertäuschung bei, wenn etwa durch chemisch-synthetisch erzeugte Zusatzstoffe eine natürliche Farbe oder ein natürlicher Geschmack vorgetäuscht wird".

Der Verband der Naturkostläden hat jedenfalls vorgeschrieben, dass in seinen Mitgliedsläden ein „Komplettangebot" vorhanden sein soll, das es auch den verbliebenen Vollwert-Fans ermöglicht, sich zu versorgen. Ein vernünftiges Projekt. Denn die Strategie, sich just die Faulen und Unfähigen als Zielgruppe auszusuchen und für sie in Fabriken die Natur zu verhunzen, scheint gerade für die Erzeuger teurer Bio-Produkte nicht unbedingt ratsam. Für sie gäbe es andere Zielgruppen: jene, die sich um gutes, genüssliches Essen bemühen.

(Flink kloppen

10.

Wollige Teige

Bio-Bluff in der Bäckerei

Wie rein ist das Backwerk vom Großbäcker Kamps AG? / Gezielte Duft-Attacken vom „Öko"-Konzern aus der Schweiz / Natur an der Front / Das Gebäck, das aus der Kälte kam / Weshalb Bäcker auf ihr eigenes Brot manchmal allergisch reagieren / Die ganz persönliche Betreuung des Teiges / Auch Öko-Bäcker lieben Maschinen

Beim Backen trägt der 53-jährige Edy Spranger gern eine Versace-Krawatte, einen schwarzen Einreiher und Spangenschuhe. Der feine Herr tippt am Ofen einfach 161, das Programm für die Gipfeli, und wartet: „In 18 Minuten sind die fixfertig gebacken. Das läuft alles vollautomatisch ab." Und vollkommen staubfrei.

Genau genommen ist Herr Spranger überhaupt kein Bäcker, sondern ein Vorführer. Er führt vor, wie einfach Backen sein kann, dass praktisch jeder ein Bäcker sein kann – dank der tiefgekühlten Teiglinge von seiner Firma, der Firma Hiestand, ist jeder Tankwart in null Komma nichts im Stande, Körnerbrot und Apfelplunder zu produzieren, Laugenbrezel und Berliner, Burebrot, Tessinerbrot, Engadiner Nussbrot.

Die Hiestand AG aus Lupfig im Kanton Aargau hat den ganzen Globus im Blick, will „weltweiter Qualitäts- und Innovationsführer" in ihrer Branche werden. Und das Backwarenimperium ist schon weit gekommen bei der Eroberungstour: Mit Filialen in Deutschland und Polen, in Österreich und Japan, Großbritannien, Singapur, Malaysia und den

USA macht die Firma über 130 Millionen Franken (83 Millionen Euro) Umsatz im Jahr und wächst weiter, um jährlich 20 Prozent.

Heute sind es 63 Besucher aus Davos, Köche und Kochlehrlinge vom Cercle des Chefs de Cuisine de Davos, die sich in die Geheimnisse der Turbobäckerei einweihen lassen wollen.

Zuvor waren schon Besucher aus Deutschland, Österreich und Polen da, aus Großbritannien, den USA und Mexiko, ja sogar aus Japan, Hongkong, Singapur und den Vereinigten Arabischen Emiraten.

Die „Bake off Academy" in der Firmenzentrale ist gewissermaßen die Aufbackakademie des Brot-und-Brötchen-Konzerns Hiestand. Sie soll aller Welt zeigen, wie das Backen der Zukunft aussehen kann.

Nun wollen die Verbraucher eigentlich auch in Zukunft keine High-Tech-Brötchen. Das Backwerk soll weiter pure Natur sein, denn das täglich Brot, emotionsbeladen und mythenumrankt, will auch der moderne Mensch rein und echt und ohne Chemie genießen.

Das wissen auch die neuen Back-Giganten. Und deswegen rücken die Werbestrategen der Brot-und-Brötchen-Konzerne ihre Fließbandware gern Richtung Handwerk, Ursprünglichkeit, Reinheit, kurz: in Richtung Bio.

Hiestand beispielsweise wirbt auf Messen auch mit ihrer ökologischen Produktionsweise. „Bäcker-Ökologie", so steht es in den Prospekten, sei den Leuten von Hiestand gar ein „persönliches Anliegen", was auch die Bäcker, die Hiestand-Teiglinge aufbacken, ihrerseits ruhig weitergeben sollten: „Profilieren Sie sich mit diesem Angebot hochwertiger und ökologisch sinnvoller Produkte. Behalten Sie diese wichtigen Informationen nicht für sich. Weisen Sie auf Preisschildern, Tafeln, Speisekarten und vor allem im direkten Kundengespräch auf die Besonderheit dieser Backwaren und Ihr gewissenhaftes Handeln hin", etwa durch „vierfarbige Vordrucke", die Hiestand hierfür bereithalte.

Das ist ein bisschen übertrieben: Von 200 Hiestand-Produkten entsprechen gerade mal etwa ein Dutzend den gesetzlichen Bio-Richtlinien. Und das Gipfeli, das allein für 60 Millionen Euro Umsatz gut ist, gehört, wie die Firma einräumt, nicht dazu.

Bei vielen Hiestand-Erzeugnissen kommen auch die bewährten Helfer aus der Chemieküche zum Einsatz: Die „GTG Mini-Vanilleschnecke" beispielsweise enthält unter anderem Enzyme, das Verdickungsmittel E 401, die Farbstoffe E 101 und E 160 a sowie „natürliche Aromastoffe". Der „GTG Snackgipfel" enthält ein ganzes Sortiment solcher Zutaten, die nicht gerade von kleinen Firmen zu beziehen sind: Das Konservierungsmittel E 260, die Stabilisatoren E 460, E 461, E 462, ein paar Antioxidantien, E 301, E 331, schließlich Geschmacksverstärker E 621, ein bisschen Schmelzsalz E 462 und als Säuerungsmittel E 331.

Der Kunde in der Bäckerei erfährt davon nichts, und auch nicht der Gast in der Kantine oder im Hotel: Dort müssen all diese Zutaten nicht ausgewiesen werden. In der Bäckerei, oder besser: in der Verkaufsfiliale oder der Abgabestation der aufgebackenen Teiglinge, sollen die Kunden noch die Illusion des Handwerklichen haben.

Auch der deutsche Backwarenkonzern Kamps AG, der mittlerweile in vielen Ländern Europas Filialen unterhält, gibt sich im direkten Kundenkontakt in den Läden noch ganz handwerklich.

Dort prangt auch auf Plakaten, in Schaufenstern und auf den Tüten, das hauseigene „Brot-Reinheitsgebot": „Zur Herstellung unserer Brote verwenden wir nur: Mehl, Hefe, Wasser, Salz, natürlichen Sauerteig *und sonst nichts.*" Ein eigens befragter Filialbäcker bekräftigt, bei Kamps sei „alles nur Natur", es würden „keine chemischen Zusätze" verwendet. Und am Regal ist sogar angegeben, woraus das „Bäckerbrötchen" gebacken wurde. Dort steht: „leicht gesalzener Brötchenteig aus 100 % Weizenmehl". Sonst steht da nichts.

„Wir sprechen immer ungern von Chemie", sagt der Geschäftsführer in der Kamps-Backfabrik in der Nähe von Stuttgart. Aber natürlich hat die Firma auch hier nichts zu verbergen, und so darf man sogar die Säcke näher besichtigen, die der Fabrikbäcker nimmt, um den Bäckerbrötchen zur gewünschten Knackigkeit und Krustenkonsistenz zu verhelfen.

„Grizzly" also besteht aus: „Malzmehl, Verdickungsmittel, Dextrose, Emulgator, Zucker, Weizenmehl, Säuerungsmittel: Phosphat, Ascorbinsäure, Lebensmittelenzyme." „Frosti" enthält: „Traubenzucker, Emulgator verestertes Mono- und Diglycerid, Weizenmehl, Weizenkleber, Malzmehl, Mehlbehandlungsmittel Ascorbinsäure, Enzyme."

Keine Fotos! Bei aller Offenheit, die so eine Aktiengesellschaft pflegen muss: Bilddokumente der echten chemischen Inhaltsstoffe sollen nun doch nicht auf den Markt.

Auch beim Anrühren der Bestandteile für die Berliner im Untergeschoss, dem Plunder-Souterrain, soll der Sack mit „Easy Berlina" nicht abgelichtet werden, wenn er zum Einsatz kommt. Er besteht, unter anderem, aus „Emulgator: Mono- und Diacetylweinsäureester von Mono- und Diglyceriden von Speisefettsäuren (E 372 e), Natrium, Stearoryl-II-Lactylat, pflanzliche Öle, Hühnereiweiß getrocknet, Kalziumsulfat, Weizenstärke, Mehlbehandlungsmittel: Ascorbinsäure (E 300), Aromen, Enzyme."

Raimund Krämer ist Bäcker in der Kamps Backfabrik, aber über die Zusammensetzung des Backwerks entscheidet nicht er: „Wir schmeißen halt rein, was unser Vorgesetzter uns vorschreibt."

Sein Vorgesetzter, das ist Produktionsleiter Hans-Wolfgang Hübner, ein bärtiger junger Mann im weißen Kittel. Auch Hübner ist nicht ganz frei in seinen Entscheidungen bezüglich der Zutaten fürs Bäckerbrötchen: „Es gibt eben gewisse Verfahrenstechniken, denen muss ich gerecht werden." Zu den Verfahrenstechniken gehören etwa die Maschinen, wichtig ist auch der Zeitdruck, denn bald schon warten draußen die Lastwagen, die die Tagesproduktion in die Filialen fahren. Bis zu 15 000 Brote werden hier jeden Tag fabriziert, dazu 120 000 Brötchen. Und die Zutaten für die Rezepturen müssen dem standardisierten Produktionsprozess gerecht werden. Das Mehl beispielsweise, das genügt den Anforderungen nicht, es ist von Natur aus leider nicht ausreichend standardisiert: „Der Herrgott lässt es nicht jedes Jahr gleich wachsen", sagt Produktionsleiter Hübner.

Auch der Tiefkühl-Bäcker Hiestand muss ein bisschen gegen die Natur angehen.

Eigentlich werden Backwaren, so ist der natürliche Gang der Dinge, binnen kurzem altbacken, Nussfüllungen ranzig, Tomatenauflagen faulig. Das Kunststück des Backkonzern Hiestand, das dem Gebackenen Dauer verleiht, besteht darin, den verderblichen Gang der Natur aufzuhalten – und den naturfreundlich gestimmten Kunden glauben zu machen, all dies geschehe auf natürlichem Wege.

Alles eine Frage der Technik, in diesem Fall: der Bühnentechnik. In der „Bake off Academy" im Industriegebiet von Lupfig führt Hiestand vor, wie eine Bäckereifilialenkulisse aussehen kann, die die Illusion von Natur vermittelt: viel Holz, Reisigbüschel, dazu Ähren, ganze Bündel, dazwischen das Backwerk. Eine rustikale Musterkulisse für den Turbobäcker, „damit der sieht: So kann ich das inszenieren", sagt der junge Mann, der die Besuchergruppen führt.

So weht dann den Kunden beim Brötchenkauf der Duft von frisch Gebackenem um die Nase, und zwar mit Absicht: „Duftmarketing" nennt das die Firma. Der Duft wird von Hiestand gezielt eingesetzt, als Lockstoff gewissermaßen: „Da läuft das Wasser im Mund zusammen, und die Leute kaufen das", so erläutert der Hiestand-Verkäufer den Mechanismus seinen Gästen.

Damit der Duft nicht irgendwo hinten im Laden nutzlos verströmt, bietet Hiestand ein ganzes Arsenal an Gerätschaften, zum Beispiel den „Hiestand-Front-Grill", laut Prospekt „die perfekte Lösung für das Backen an vorderster Front". Denn: „Das Backen an der Front in unmittelbarer Nähe der Konsumenten wird immer wichtiger."

An der Front? Es scheint, als ob der Kunde heute der Feind sei, der mit gezielten Duftattacken in der Abwehr geschwächt, zur Kapitulation und der Herausgabe seiner Geldmittel gebracht werden sollte.

Was er da kauft, das erfährt er nicht. Denn die Bäcker müssen keine Auskunft geben über die Herkunft ihrer Zutaten. Es gibt auch, merkwürdigerweise, kein Gesetz in der Bundesrepublik Deutschland, das festlegt, was ein Brot ist, was hineingebacken werden darf und was nicht. Wer seinen Bäcker fragt, was er denn so nimmt an Zutaten fürs Sesambrötchen, der muss ihm einfach glauben. Die Bäcker legen, glaubt man ihren Beteurungen, sehr viel Wert auf Natürlichkeit. Immerhin produzieren sie eines der wichtigsten Grundnahrungsmittel. Wie natürlich Brot und Brötchen sind, das ist das Geheimnis des

Bäckers. „Alles Natur", verkündete einmal ein hübsches Trachten-
mädchen im Auftrag des Großbäckers Lang auf Plakatwänden in
Stuttgart. Die Maid lachte herzig, sie hielt ein knuspriges Brot in der
Hand. Das Brot sei ganz natürlich, sagt Max Lang, der Chef der Kette
mit 78 Filialen und Franchise-Nehmern (Slogan: „Zum Bäcker Lang
lohnt jeder Gang"). Doch Obacht: Das ist nicht so zu verstehen, dass
nun alles „öko" sei beim Bäcker Lang. Zwar verwende er für einige
Backwaren Öko-Mehl von Demeter, und das Demeter-Logo prangt
sogar außen an seinen Filialen. Doch ein Öko ist Bäcker Lang nicht,
und das Demeter-Mehl nimmt er längst nicht für alles. Mit dem
Reklamespruch wolle er nur sagen, dass er „die Grundstoffe der
Natur" nimmt: Mehl, Wasser, Hefe, Salz und Sauerteig, sagt Bäcker
Lang. Die berüchtigten Backmittel, chemische Hilfen, die verwende
er, sagt Bäcker Lang, grundsätzlich nicht. Nur im Ausnahmefall, also
bei Tafelbrötchen, Mohnbrötchen, Sesambrötchen, Fitnessbrötchen,
Laugenbrezeln, Laugenbrötchen zum Beispiel. Das Plakat mit dem
netten Mädchen und dem knackigen Spruch „Alles Natur" findet Max
Lang gleichwohl „absolut korrekt". Schließlich habe das Mädchen ja
unübersehbar ein Brot in der Hand, und keine Tafelbrötchen, Mohnbrötchen, Sesambrötchen ...

Beim täglichen Brot zeigt sich der Konflikt zwischen Natursehnsucht
und dem unaufhaltsamen Trend zur Industrialisierung am deutlichs-
ten. Das tägliche Brot ist immer noch das Nahrungsmittel, von dem
die Bürger am meisten essen: über 84 Kilo verzehren die Deutschen
alljährlich inklusive Brötchen. Doch vom Bäcker kommt das immer
seltener. Denn der echte Bäcker ist vom Aussterben bedroht. Immer
mehr Großbetriebe, immer mehr Backfabriken, immer mehr Filial-
konzerne produzieren und vertreiben das Backwerk.

So konnte sich, überraschenderweise, bis 1997 ein eigentlich Bran-
chenfremder mit der Ehre schmücken, der größte Bäcker Deutschlands zu sein: der Mineralölkonzern Esso mit seinen 50 Back-Shops.
Doch dann holte der Backwerk-Konzern Kamps AG auf.

Der Trend zum Fabrikmäßigen hat zur Folge, dass für die Herstellung
des Erzeugnisses und die Rohstoffe immer weniger Geld aufgewendet

(Alles bio oder was?

wird. Nach Angaben des Verbandes der Großbäckereien schlagen vor allem die Vertriebskosten zu Buche, die Transportkosten, die Mieten für die Filialen und die Personalkosten. Allerhöchstens 20 Prozent müssten für den Einkauf von Rohstoffen aufgewendet werden. Beim Bauern schließlich, so hat der Deutsche Bauernverband ausgerechnet, kommen von jedem Euro, den der Kunde beim Bäcker lässt, nur vier Cent an.

Einen wichtigen Anteil nehmen die verschiedenen Zutaten aus dem Labor ein: chemisch, synthetisch oder auch biotechnologisch hergestellte Zutaten, die das industrielle Backen erleichtern und dabei aber das Erzeugnis wie ein Brötchen erscheinen lassen sollen. Ohne die, sagt Bäcker Lang, sei ein Laugenbrötchen heute gar nicht mehr herzustellen. Die Folge: Von jenen über 84 Kilo Backwaren, die der Bundesbürger pro Kopf im Jahr zu sich nimmt, sind mittlerweile zwei Kilogramm Backmittel.

Diese praktischen Zutaten kommen von Lieferanten wie dem Pharma-Riesen Hoffmann-La Roche oder den Gentechnik-Pionieren Novo Nordisk, Gist-Brocades oder Monsanto. Sie schaffen die geheimnisvollen Grundlagen für jenen Fabrikationsprozess, der immer noch ein bisschen handwerklich erscheinen soll. Sie ermöglichen, dass jenes Industrieprodukt, das am Ende appetitlich knusprend verzehrt wird, doch noch an das ursprüngliche, echte, handgemachte Backwerk erinnert.

Boehringer Ingelheim beispielsweise liefert einen Zutaten-Mix, der dafür sorgt, dass die zukunftsträchtigen Tiefkühl-Backwaren leicht zu verarbeiten sind und stets das gleiche Backergebnis liefern: „Multiback Frost" heißt das praktische Hilfsmittel, das laut Firmenprospekt für „hervorragende Teigeigenschaften, zuverlässige Gärstabilität, sicheres Ausbundverhalten" sorgt. Das im Bäcker-Jargon „Ausbund" genannte Aufbrechen der Backware führt bei Brezeln etwa zu jener hellen Stelle, an der der Teig aufscheint. Vor allem wegen ihr ist, glaubt man Fabrikbäckern wie Max Lang, der Einsatz von Zutaten aus der Chemiefabrik erforderlich. Boehringer nimmt für dieses „Multiback Frost"-Mittel laut Zutatenliste Folgendes: Stabilisatoren (Phosphat, Guarkernmehl), Zucker, Sojamehl, Weizenmehl, Emulgator verestertes Mono- und Diglycerid, Enzyme, Mehlbehandlungsmittel (Ascorbinsäure, L-Cystein).

Solche Mixturen hat Boehringer auch, in anderer Zusammensetzung, für andere Backzwecke bereit. Die Mischung „NutraVital" beispielsweise dient als „Basisprodukt für Vollkornbackwaren": ein Baukastenerzeugnis gewissermaßen, das je nach gewünschtem Endprodukt noch mit anderen Boehringer-Erzeugnissen vermischt werden muss. Sollen es Vollkorn-Croissants werden, nehme man ein bisschen „Croissantfix" dazu, werden Vollkornbrötchen gewünscht, rühre man „Olympial plus" hinein. Die Fabrikation wird durch Boehringer enorm erleichtert: „Brotstabil" sorgt für lange frische und aufgeblähte Optik, „Gärcontroller" reguliert die Entstehung von Tiefkühl-Teiglingen, „Sauer-Controller" das Sauerteigbrot.

Mittlerweile wurde die Back-Tochter von Boehringer, wie mancher kleine Filialist, an einen anderen Konzern verkauft. Im Februar 1998 übernahm ein holländischer Zusatzstoff-Konzern Boehringers Back-Sparte: die CMS-Gruppe. Sie heißt, ausführlich, Centrale Suiker Maatschappij und setzte vor dem Boehringer-Erwerb mit Zucker, Backmitteln, Süßwaren und Milchsäure 1,6 Milliarden Euro um.

Die Kundschaft ist von den Hilfsmitteln aus solchen Konzernen nicht immer begeistert. Zwar nehmen, wie die Großbäckereien stolz vermelden, die Konsumenten das industrielle Backwerk in zunehmender Zahl an. Der Großstadtbewohner hat angesichts der zahlreichen Filialen in der City auch kaum eine Chance, den Investment-Bäckern zu entkommen. Und auch um die fragwürdigen Backzutaten kommt man kaum herum: Nach Einschätzung des Bundesgesundheitsministeriums gibt es in ganz Deutschland kaum noch einen Bäcker, der bei den Brötchen ohne Backmittel arbeitet.

Die Zahlen belegen die Tendenz: Der Absatz von Fertigmischungen, bei denen das Mehl schon enthalten ist, stieg bei Brötchen von 656 000 Tonnen im Jahre 1992 auf 1 322 000 Tonnen im Jahr 1996. Bei Brot-Mischungen vervierfachte sich der Absatz gar in wenigen Jahren von 969 000 Tonnen im Jahre 1992 auf 4 298 000 Tonnen im Jahre

1996. Auch die reinen Backmittel gingen weg wie warme Semmeln: 1980 wurden in Deutschland 62 000 Tonnen verkauft, 1994 waren es 168 000 Tonnen, 1996 schon 230 000 Tonnen. Die neueren Zahlen sind allerdings mit den älteren nicht exakt zu vergleichen. Denn nach 1994 wurde die Statistik umgestellt, jetzt sind auch Konfitüren und Kuvertüren mit drin. Der genaue Anteil der Chemikalien ist deshalb, so das Backmittelinstitut, statistisch leider nicht mehr festzustellen.

Die Bäcker versuchten, als die Kritik daran zunahm, mit einer Werbekampagne ihre wundersamen Mischungen als Segen der Natur zu verkaufen. 1995 veröffentlichten sie das „ABC der Zutaten", in dem zum Beispiel eine Substanz mit der chemischen Bezeichnung Calciumcarbonat rehabilitiert werden sollte. Dieser Stoff, verkündeten die Bäcker, sei „in der Natur weit verbreitet, z. B. als Marmor". Das von den Bäckern als Anti-Klumpmittel verwendete weiße Pulver habe also mit Chemie nichts zu tun, es werde „aus natürlichem Kalkstein gewonnen". Fragt sich der Laie nur, was das Stein-Zeug im Brot zu suchen hat. Unabhängige Fachleute versichern, das Mittel mit dem chemischen Kürzel $CaCHO_3$ sei in einem handwerklich gekneteten Teig gar nicht nötig: Es diene lediglich der maschinellen Erzeugung.

Es ist leider nicht leicht mit der Natur in der Backstube. Manche Zutaten in der Industrie-Bäckerei sind total natürlich, aber dennoch ein bisschen eklig, wie zum Beispiel das vor einigen Jahren in Verruf geratene Cystein. Das sei, schwärmen die Autoren des Backzutaten-Breviers, „ein ganz natürlicher Stoff", der „in relativ hohen Konzentrationen im menschlichen Körper" vorkommen, „zum Beispiel in den Haaren, in den Finger- und Fußnägeln und im Blut". Doch was hat so etwas im Brot zu suchen? Es bläst das Brötchen auf, erklären Fachleute und versichern, dass der ehedem aus Menschenhaaren gewonnene Natur-Zusatz fürs Frühstücksbrötchen nach Protesten mittlerweile synthetisch gewonnen wird. So sind die Fortschrittsskeptiker unter den Kunden irgendwie selbst schuld, wenn dann doch wieder Chemie in den Teig kommt.

Allerdings tun sich viele Bäcker auch selbst keinen Gefallen, wenn sie die vielen Mittelchen und Pulverchen verwenden, die vor allem dazu dienen, den Maschinen die Arbeit zu erleichtern. Die so genannten Enzyme beispielsweise, die neuen Helfer mit Vielfachbegabung. Sie kommen auch in der Natur vor, im menschlichen Magen beispielsweise, wo sie beim Verdauen der Speisen mitwirken. Sie können Zellwände niederreißen, Stoffe abbauen, sogar den Schmutz aus dem T-Shirt lösen, weswegen sie in Waschmitteln häufig Verwendung finden. Sie sind aber auch bei der Saftherstellung im Einsatz, denn sie können Orangen verflüssigen, außerdem Früchte zu Marmelade vermatschen. Die industriellen Enzyme werden häufig mithilfe von Schimmelpilzen gewonnen, die neuerdings immer öfter mit Gentechnik auf Höchstleistung getrimmt werden.*

Beim Backwerk haben die Enzyme eine Fülle von Aufgaben. Die so genannten Proteinasen beispielsweise verbessern die „Porung" und die Bruchfestigkeit der Kruste. Die Alpha-Amylase macht die Brotkrume elastischer, verbessert Farbe und Aroma der Maschinen-Erzeugnisse und erhöht zudem das Volumen: das Backwerk wird schön luftig und erscheint größer.

1993 fanden Wissenschaftler vom Berufsgenossenschaftlichen Forschungsinstitut für Arbeitsmedizin an der Ruhr-Universität Bochum heraus, dass Bäcker aus Bochum, Dortmund, Essen und anderen Ruhr-Orten, die vermeintlich an einer Mehlallergie litten, mitunter gar nicht aufs Mehl allergisch reagierten, sondern auf ein Enzym, die Alpha-Amylase, die von der dänischen Firma Novo Nordisk aus dem Schimmelpilz *Aspergillus oryzae* gewonnen wird. Zahlreiche Studien folgten, wobei sich zeigte, dass die allergene Wirkung auch nach dem Backen noch feststellbar war, was den Verdacht nahe legte, so die Forscher im Jahr 2000, dass etwa der „Verzehr von Aufbackbrötchen" ein „Allergierisiko" darstellte. Diese Erkenntnisse sind von großer Bedeutung für die gesamte Branche. Denn die untersuchten 89 Bäcker seien, so konstatierte schon die erste Studie, „repräsentativ für diesen Berufszweig". Für Bäcker war diese Erkenntnis alarmierend. Denn tatsächlich verlief die Zunahme der Allergien, vor allem des

---

* Bernhard Epping: Geheime Rezepte. Wie die Gentechnik unser Essen verändert. Stuttgart: Hirzel Verlag, 1997

Bäcker-Asthmas, parallel zu den Erfolgskurven der Backmittel, die häufig Enzyme enthalten. 1993 musste die Berufsgenossenschaft schon 100 Millionen Mark (51 Millionen Euro) für die Folgen allergiebedingter Erkrankungen aufwenden. Mittlerweile gingen die Fälle wieder etwas zurück, dank verbesserter Schutzmaßnahmen und neuer, verkapselter Enzyme. Doch auch für die Kundschaft kann, wie neueste Ergebnisse zeigen, das enzymbelastete Brot noch unangenehme Folgen haben. Zwar war bislang angenommen worden, dass die Allergie-Aktivität in den Enzymen durch das Backen vernichtet würde. Doch wundersamerweise stießen die Forscher auf eine Bäckerin, bei der auch das Enzym-Brot noch unangenehme Folgen hatte. Sie reagierte üblicherweise auf Weizenmehl, Roggenmehl und das Enzym Alpha-Amylase mit heuschnupfenartigen Beschwerden, teilweise sogar Hautquaddeln. Brot allerdings machte ihr nichts aus – sofern es ohne Enzyme hergestellt worden war. Nach dem „Genuss von 120 Gramm Kastenbrot, das ohne Enzymzusatz hergestellt wurde", zeigte sie jedenfalls „keine Auffälligkeit", wie das Fachblatt *Getreide, Mehl und Brot* 1995 berichtete. Das Mehl war für sie also, verbacken, keine Risikoquelle. Nachdem sie indessen zu Versuchszwecken 120 Gramm Kastenbrot mit Alpha-Amylase bekam (in einer Dosis von 10 Gramm auf 100 Kilo Mehl), zeigte sie sofort wieder ihre allergischen Symptome. Das, so das Fachorgan *Getreide, Mehl und Brot*, deutete zumindest auf eine „Rest-Allergenwirkung der Amylase im Brot" hin. Eine andere Studie hatte Ähnliches ergeben: Die Mediziner Martin Schata und Wolfgang Jorde aus Mönchengladbach untersuchten 58 Personen, die auf Alpha-Amylase allergisch reagierten. Echtes, nach alter Väter Sitte hergestelltes Backwerk bekam ihnen zumeist gut, nur fünf bekamen auch davon ihre Beschwerden. 47 der 58 Amylase-Allergiker gesundeten bei einer brotlosen Diät. Als ihnen allerdings wieder Brot mit Backmitteln vorgesetzt wurde, reagierten die meisten von ihnen wieder mit den üblichen Leiden. „Die Alpha-Amylase in Backmitteln ist somit auch im Endprodukt für entsprechend sensibilisierte Personen ein potenzielles Allergen." Die Backmittel-Industrie hingegen bestreitet diesen Zusammenhang.

Der Getreidetechnologe Manfred Kuhn von der Universität Hohenheim machte gar auf schreckliche Konsequenzen aufmerksam, die beim Verzicht auf die Enzyme entstünden: „Wenn man solche Zusätze generell nicht einsetzen würde, müssten die Verbraucher kleinere Brötchen in Kauf nehmen."

Um jedweden Risiken aus dem Weg zu gehen, verlangen vorsichtige Mediziner indessen, dass die Betroffenen wenigstens über die heimlichen Helfer informiert werden. „Eine Deklarationspflicht der verschiedenen Zusatzstoffe in der Backwarenindustrie ist unerlässlich", sagte der Zürcher Allergologe Professor Brunello Wüthrich.

Dabei ginge es auch ganz ohne die modernen Hilfsmittel. Es ist allerdings ein bisschen schwieriger, es erfordert mehr handwerkliches Können. Dafür treten in solchen Betrieben, die auf Chemie verzichten, die einschlägigen Bäckerallergien plötzlich nicht mehr auf. In der Hofpfisterei, einer Großbäckerei in München, ist nach Angabe der Geschäftsleitung kein Fall von Berufs-Allergie mehr aufgetreten, seit sie 1993 auf konsequente Bio-Produktion umgestellt hat. Und damit macht die Firma gesunde Geschäfte: Mit ihren 96 Filialen kommt sie auf über 50 Millionen Euro Umsatz im Jahr. Vor allem bei Semmeln gab es „satte Zuwächse", sagt Friedbert Förster, der Marketingchef: „Die san net so luftig wie die aufgeblasenen Chemiesemmeln."

Doch für die Bäcker in der Hofpfisterei war die Konfrontation mit der Natur eine ungewohnte Herausforderung. Norbert Kempf betrat, als er vor einigen Jahren kam, in der Öko-Backstube in der Schwabinger Zentrale „mehr oder weniger Neuland". Er mischt hier jetzt in Dutzenden von fahrbaren Kübeln das Mehl an für den Sauerteig, nach verschiedenen Rezepturen für die verschiedenen Brotsorten. Hernach werden sie, mit den eisernen Armen der Rührmaschinen, geknetet, dann wandern sie in die riesigen Backöfen im Stockwerk darunter. 25 000 Brote produziert die Bäckerei so jeden Tag.

Üblicherweise, so hat es Bäcker Kempf gelernt, kommt es in den Bäckereien darauf an, dass „maschinenfreundliche Teige" gemischt werden – und dabei halfen ihm früher die fertigen Mischungen der Chemiekonzerne. Beim Öko-Getreide, das die Hofpfisterei verwendet, unterliege das Korn den Schwankungen der Natur. Schon das Wetter könne die Backbedingungen verändern: „Wenn's verregnet ist, hat's a andere Qualität." Diese Schwankungen, die sich aufs ganze Brot bis hin zur Elastizität der Rinde auswirken können, muss der Öko-Bäcker ausgleichen. So widmet sich Kempf jedem Teig jeden Tag anders. Er geht, gewissermaßen, ganz persönlich auf ihn ein: „Für den Teig ist das eine sehr individuelle Betreuung."

Doch diese persönliche Betreuung wollen auch Öko-Bäcker nicht immer leisten. Dafür nehmen sie jetzt auch gern Zusätze, die die Arbeit erleichtern.

Die saarländische Firma Carl Ullmann vertreibt ein eigenes Backmittel namens „Öko back Plus", voll öko und den Gesetzen gemäß „für anerkannt biologisch-ökologische Backwaren" geeignet. Es enthält laut Prospekt „nur wenige, aber wertvolle Zutaten", beispielsweise wertvolles „Öko-Lecithin", das „aus biologischem Sojaöl rein physikalisch gewonnen" wird. „Damit", preist der Prospekt, „vermeiden wir das sonst übliche Extrahieren mit Leichtbenzin als Lösungsmittel."

Dieses Lecithin schafft eine gewisse Gemeinsamkeit zwischen den aufrechten Öko-Bäckern und den verpönten Tütenverwendern. So ähneln sich auch die Reklamesprüche ein wenig, wenngleich manche der Öko-Lieferanten an den Werbetextern sparen. Die Firma MH Biotechnik hat sich der Ökologie verschrieben, so lässt sie in ihrem Prospekt verlauten: „Die gesunde Ökologie und die schmackhaften Gebäcke haben als Thema breites Interesse geweckt, zumal es einen zukunftsweisenden Hintergrund hat." MH Biotechnik nimmt für ihre Backmittel den „natürlichen Emulgator Lecithin", wegen offenkundiger Vorzüge: „gute Teigausbeute, super maschinengängige Teige und eine verlängerte Frischhaltung der Gebäcke".

Die Firma Aurora („mit dem Sonnenstern"), die nun nicht zur engeren Bio-Gemeinde zählt, preist in futuristisch gestaltetem Hochglanzprospekt im Star-Trek-Design ihr „Brot-Lecithin". Der Aurora-Texter neigt eher zum Wissenschaftlichen: „Spezielle Lecithinfraktionen ermöglichen die Bildung von wasserspeichernden Liposomen", die bildeten zusammen mit gewissen Mehlbestandteilen „einen elastischen Komplex, der das Altbackenwerden der Backwaren verzögert". Außerdem führe dieser Komplex „zu wolligen Teigen mit einer exzellenten Maschinengängigkeit". Zudem hat sogar das Aurora-Erzeugnis einen gewissen Öko-Anteil, nämlich „extrudierte Apfelfasern aus ökologisch angebauten Äpfeln", die „binden Wasser und unterstützen die Frische-Garantie."

„Inzwischen", weiß das Fachblatt *Schrot & Korn,* „greifen immer mehr echte und falsche Biobäcker nach Soja-Lecithin." Viele von ihnen haben offenbar das gleiche Ziel wie die herkömmlichen Bäcker: Sie wollen einfach einen gut maschinengängigen Teig, der sich ordentlich aufbläst und ein Backwerk ergibt, das sich möglichst lange verkaufen lässt. Gerade damit allerdings sind strenge Naturköstler auch nicht einverstanden. Denn Soja-Lecithin ist, wie das Öko-Blatt *Schrot & Korn* in Erfahrung gebracht hat, nach Meinung von kritischen Branchenexperten schlicht „ein überflüssiges Produkt".

Handwerks-Bäcker kämen gut ohne es aus. Überdies birgt dieses Lecithin nach Ansicht der Öko-Puristen von *Schrot & Korn* die Gefahr, dass es just jener Technologie zum Erfolg verhilft, die nach allgemeinem Konsens in der Bio-Szene Teufelszeug ist. Denn weil ökologisch angebautes Soja zur Lecithin-Gewinnung zusehends knapp wird und „weil es auf Dauer am billigsten ist, Soja-Lecithin in großem Stile in riesigen Fermentern herzustellen", sei dieses, so meinen die Experten von *Schrot & Korn,* „ein ideales Einfallstor für die Gentechnik".

Tatsächlich wird unmanipulierter Rohstoff knapp: „Bei Lecithin haben wir keine Chance, den Bedarf der Industrie durch genetisch unangetastete Ware zu decken", sagte ein Manager des Hamburger Branchenführers Lucas Meyer zu einer Reporterin der Zeitung *Die Woche.*

Doch womöglich gibt es einen Ausweg, selbst für Bio-Produzenten: Wenn Gentechnik auch für Öko-Erzeugnisse zugelassen wird, ist das Nachschubproblem gelöst. Ganz legal.

Entsprechende Gesetzesvorschläge lagen schon auf dem Tisch, in Amerika. Sie wurden abgelehnt. Fürs Erste. Doch Gen-Konzerne wie Monsanto nähern sich gleichwohl der Sphäre der Natur-Kost.

11.

Der Duft des Dorfes

Der Kampf um die Zukunft

Gentechnik und Bestrahlung für Bio-Produkte? / Weshalb in den
Augen des Monsanto-Chefs missionarischer Eifer aufblitzt / Pestizide
und der Massenselbstmord von 150 indischen Bauern / Kartoffelsnacks für die Hungernden?

Der junge Mann dort im Anzug hat ein gutes Gespür für Trends: Matthias Zeitler, der Manager von „Gold-Ei", „Ländli-Ei" und „Körnli-Ei".
Auch er nimmt an der Messe Food Ingredients teil. Allerdings nicht
am Stand eines Müsli-Unternehmens, sondern bei Monsanto. Er hat
nämlich neben den Eiern mit dem Natur-Touch auch noch solche
aus der High-Tech-Sphäre anzubieten: die neuen Gesundheits-Eier,
die unter dem Namen „Omega-DHA" verkauft werden. Die enthalten
besonders viele mehrfach ungesättigten Fettsäuren (PUFAS, so genannte Polyunsaturated Fatty Acids) und sollen deshalb besonders
gesund sein, gegen Herzleiden und Rheuma helfen, gegen Verkal-
kung, ja sogar Krebs.
Man ist darauf gekommen, weil die Eskimos in Grönland so selten
Herzinfarkt bekommen. Die essen häufig fetten Fisch, Hering und
Makrelen, mit vielen PUFAS. Nun könnte der Mitteleuropäer gleichfalls
fetten Fisch essen, doch das wäre zu einfach. Die Firma Monsanto
hat ein etwas umständlicheres, aber ungleich profitableres Verfahren
entwickelt: Sie gewinnt die PUFAS aus Algen, in riesigen Tanks bei San
Diego. Diese PUFAS werden wiederum den Hennen auf Herrn Zeitlers

Farmen ins Futter gemischt, und deren Eier sind dann fast so gesund wie die Fische der Eskimos.

Die Doppelstrategie von Herrn Zeitler ist pfiffig: Auf der einen Seite nimmt er den Natur-Trend auf, gibt seinen Eiern schöne ländliche Namen und eine heimelige Briefkastenadresse als Herkunftsort. Gleichzeitig sucht er sich die Partner, die die Zukunft im Griff haben. Und da ist die Firma Monsanto die allererste Adresse. Monsanto ist die Speerspitze der Innovation, sie steht für High-Tech-Lebensmittel und Zukunftsoptimismus.

So ist Herrn Zeitlers Doppelstrategie ein schönes Beispiel für die Frage, in welche Richtung sich die Lebensmittelerzeugung im dritten Jahrtausend entwickeln wird: zur naturgemäßen Wirtschaftsweise, die auf Chemie verzichtet und vielen Menschen die Möglichkeit bietet, Lebensmittel umweltschonend herzustellen, kleinen Bauern, die überall auf dem Globus gesunde, wertvolle Früchte ernten und ihren Nutztieren ein artgemäßes Leben ermöglichen, oder aber zur Hightech-Produktion, bei der hochprofitable Tierfabriken Fleisch in Massen erzeugen und bei der riesige Fabriken überall auf der Welt gewinnträchtige Rohstoffe produzieren – für eine Lebensmittelindustrie, die auf dem höchsten Stand der Technik und nach dem neuesten Stand der Wissenschaft den Gesundheitsnutzen der Kost in Dosen optimiert.

In Deutschland bekam der Öko-Sektor nach der BSE-Krise Aufwind, Verbraucher schwenkten um in Richtung Naturkost, die Politik hub an zur „Agrarwende", selbst die Brüsseler Eurokraten gelobten, künftig mehr Rücksicht auf die Natur nehmen zu wollen. Jedoch: Machtvolle Interessen stehen dagegen, ein bislang sehr erfolgreiches Geflecht aus Agrobusiness, Food-Industrie, Chemieindustrie, Bauernfunktionären, Supermarktketten – und die ihnen nahe stehenden Professoren aus den einschlägigen Fakultäten sowie die Beamten aus den zuständigen Ministerien. Alle hatten bislang harmonisch zum gegenseitigen Vorteil zusammengewirkt, und sie zeigten keinerlei Neigung, nun plötzlich den Gesinnungswechsel zu vollziehen und zu Öko-Aposteln zu konvertieren.

So scheint es, als ob die High-Tech-Variante die erfolgreichere sein wird. Sie hat die besseren Verbindungen, sie hat mehr Geld, mehr Macht, mehr Einfluss bei den entscheidenden Stellen.

Manchmal hat sie zwar eine schlechte Presse, das Image beim Publikum lässt bisweilen zu wünschen übrig. Aber dank hoch bezahlter Fachkräfte kann die High-Tech-Fraktion die öffentliche Meinung für sich einnehmen. Monsanto ist auch da ein schönes Beispiel: Denn Monsanto hat oft schon Wege gefunden, widerstrebenden Mitmenschen Dinge nahe zu bringen, von denen sie zu Anbeginn vielleicht gar nicht so begeistert sind.

Beispiel Gentechnik: Da hat die Firma kräftig investiert. Monsanto hat die Firma Calgene übernommen, die die gentechnisch manipulierte Anti-Matsch-Tomate „Flavr Savr" erfunden hat. Monsanto hat auch gentechnische Verfahren entwickelt, mit denen der hauseigene Süßstoff „NutraSweet" hergestellt werden kann.

Und auch das gentechnisch erzeugte Rinder-Hormon BST, das die Kuh zur Turbo-Kuh macht und die Milchleistung fulminant steigert, ist von Monsanto entwickelt worden. Monsanto hat schließlich die genmanipulierte Sojabohne erfunden, die gegen das hauseigene Unkrautgift Roundup immun ist. Roundup ist nach Firmenangaben in 130 Ländern zugelassen und gehört zu den meistversprizten Pflanzengiften weltweit. Damit nicht genug. Für über 200 Millionen Dollar hat Monsanto die Kapazitäten seiner Fabriken in Australien, Belgien, Brasilien, China, Indien, Indonesien und den USA ausgebaut.

Monsanto, so die *Frankfurter Allgemeine Zeitung*, „katapultiert die Landwirtschaft rund um den Globus in eine neue Ära", indem sie „in rascher Folge" immer neue Gentech-Erzeugnisse auf den Markt wirft. Mit den Gen-Produkten verfolgt Monsanto durchaus „altruistische Ziele", verkündete auf dem Höhepunkt des Gen-Feldzuges der damalige Firmenchef Bob Shapiro. Den Monsanto-Boss erlebte der Reporter von der *Frankfurter Allgemeinen Zeitung* als „einen asketisch wirkenden Endfünfziger", „in dessen Augen gelegentlich missionarischer Eifer aufblitzt". Shapiro will die Umwelt schonen, ja sogar den Menschen ein besseres Leben ermöglichen, indem er an der Erbsubstanz der Pflanzen und Tiere gewisse Veränderungen anbringt und so gesündere Nahrungsmittel erzeugt.

Eine Kennzeichnung der genmanipulierten Erzeugnisse lehne die Firma Monsanto ab, sagt der Leiter der Agrarabteilung dem Reporter der *Frankfurter Allgemeinen Zeitung*: „Dahinter stehe die politisch motivierte Absicht, die Biotechnologie unrentabel zu machen."

Manchmal muss man, leider, die Menschen zu ihrem Glück zwingen. Sie sind ja, zumindest in Europa, mit überwältigender Mehrheit gegen die genveränderten Lebensmittel.

Auf solche negativen Stimmungen reagieren die Gen-Produzenten sehr professionell. Pionier Monsanto beispielsweise engagierte die Public-Relations-Firma Burson-Marsteller. Burson-Marsteller ist die weltgrößte PR-Agentur, sie macht mit 63 Büros in 32 Ländern jährlich über 200 Millionen Dollar (227 Millionen Euro) Umsatz. An Klienten, deren öffentliches Ansehen ein bisschen verbesserungsbedürftig ist, hat die Firma keinen Mangel: In den 70er- und 80er-Jahren half sie der faschistischen Junta in Argentinien, ausländische Investoren anzulocken. Auch die nigerianische Regierung konnte während des Biafra-Krieges auf die PR-Hilfe von Burson-Marsteller bauen, ebenso der international nicht sehr angesehene rumänische Diktator Nicolaie Ceauşescu. Zu den Referenzen gehören auch die Verursacher weltberühmter Umweltkrisen: Burson-Marsteller half dem Chemiekonzern Union Carbide während der Tragödie im indischen Bhopal. Und sie half dem Ölkonzern Exxon bei der Krisenbewältigung, nachdem der Tanker Exxon Valdez havariert war und hässliche Fernsehaufnahmen von ölverschmierten Wasservögeln das Bild der Firma beschmutzt hatten. Burson-Marsteller sollte die PR-Krise nach dem Tankerunglück analysieren, zwecks eines besseren medialen Erscheinungsbildes bei künftigen Katastrophen. Dass seine Firma häufig in „kontroversen Situationen" engagiert wird, liegt für Unternehmensgründer Harold Burson „in der Natur unseres Geschäfts". Unmoralisch findet er dies nicht: „Da gibt es keine Zauberei, da gibt es keine Manipulation." Über die Bewertung der Klienten und Konfliktfälle entscheide schließlich das Publikum.

Auch für Monsanto war Burson-Marsteller schon früher erfolgreich tätig gewesen, bei der Einführung des gentechnisch erzeugten Rinderhormons BST, das die Kühe zu gesteigertem Milchausstoß veranlasst. Zwar hat das Turbo-Hormon gewisse Nebenwirkungen, es kann laut Beipackzettel etwa zu Trächtigkeitsstörungen führen, zu Blähungen, Durchfall, verringerter Futteraufnahme und krankhaften Störungen der Fußregion. Weil die armen Kühe bei der fieberhaften Milchproduktion ins Schwitzen kommen, empfehlen amerikanische Veterinäre gar den Einbau von Duschen im Stall.

Doch dem Erfolg des Präparats konnten diese Nebeneffekte nichts anhaben: Laut Monsanto werden mit dem Mittel schon 13 Prozent aller amerikanischen Milchkühe gedopt. Monsanto träumt davon, auch irische und Allgäuer Kühe so zu pushen, doch die Europäische Union sträubt sich gegen die Zulassung des Turbo-Hormons. Es hat ja auch keinen großen Sinn, die europäischen Milchseen durch Hormonpräparate für Kühe noch weiter zu vertiefen, wo die Bauern sie schon jetzt mit importiertem Kraftfutter zu Hochleistungen anheizen, nur um anschließend dafür bestraft zu werden, mit Millionenbeträgen, die für die Überschreitung der Quoten fällig werden. Doch es ist nicht sicher, ob die europäischen Behörden die US-Turbopräparate abwehren können. Denn es fällt immer schwerer, auf demokratischem Wege Gesetze und Vorschriften zu erlassen, die den Wünschen der Menschen im Lande entsprechen. Nicht die gewählten Politiker setzen um, was Volkes Wunsch und Wille ist. Die Welthandelsorganisation WTO legt fest, was erlaubt und was verboten ist. Denn sie befindet darüber, was im freien Welthandel als verbotenes Hindernis gilt und also nichtig ist, auch wenn es nationale Parlamente für wichtig und richtig erachten. Die Welthandelsorganisation entscheidet über die Milch-Hormone ebenso wie über Mast-Hormone, die US-Fleischkonzerne ihren Bullen gern geben. Die Welthandelsorganisation entscheidet, ob amerikanische „Schmuddelhähnchen" *(die tageszeitung)* auf europäische Teller kommen, Broiler, die in einer stinkenden Brühe gebadet und vor dem Abpacken kurz in Chlorlösung getaucht werden, wie EU-Kontrolleure 1997 entsetzt festgestellt hatten. Und die

Welthandelsorganisation entscheidet auch, wie mit Gentechnik verfahren werden soll. Dabei kämpft die US-Regierung vehement gegen strenge Standards. Sie sei „höchst unzufrieden" über solche „Handels- und Investitionsbeschränkungen", rügte die US-Handelsbeauftragte Charlene Barshefsky. Sie beklagte die „allgegenwärtige Diskriminierung", so die *Neue Zürcher Zeitung*, als es in der Welthandelsorganisation um die europäische Forderungen zur Kennzeichnung genmanipulierter Produkte ging.

Die Welthandelsorganisation stützt sich bei ihren Entscheidungen auf den Sachverstand eines global zuständigen Gremiums, der Codex-Alimentarius-Kommission. Sie ist gewissermaßen die Weltregierung in Sachen Lebensmittel und formuliert eine Art Globalgesetz, jenen Codex Alimentarius. Er setzt die Standards, die weltweit gelten, bei Giftrückständen, bei der Hygiene, bei Zusatzstoffen, Etikettierungsvorschriften. Seit der freie Welthandel zum obersten Leitmotiv der globalen Politik geworden ist, nutzen nationale Regelungen wenig, wenn die Sachverständigen vom Codex Alimentarius anderer Meinung sind.

Besonders viel Sachverstand ist natürlich in Firmen wie Nestlé oder Coca-Cola vorhanden, besonders wenig Geld andererseits bei Verbraucherorganisationen und Bio-Bauernverbänden. Deswegen ist der Sachverstand manchmal ein bisschen ungleichmäßig verteilt, wenn die Codex-Gremien tagen, in Genf, Mexico City, Washington oder Sydney, und die stimmberechtigten Regierungs-Delegierten aus den Codex-Mitgliedstaaten auf den Rat der (nicht stimmberechtigten) mitreisenden Sachverständigen angewiesen sind.

Der Codex, der gemeinsam von der Welternährungsorganisation FAO und der Weltgesundheitsorganisation WHO getragen wird, hat auch Regeln für die Bio-Produktion aufgestellt – und sich dabei an die europäischen Standards und die Normen des Weltökoverbandes IFOAM angelehnt. Damit ist sichergestellt, dass weltweit bei Bio-Produkten, beispielsweise, keine Gentechnik zugelassen wird.

Die Praxis des Codex Alimentarius lässt allerdings auch erahnen, dass es in Zukunft bei der zweigeteilten Lebensmittelproduktion bleiben wird: Auf der einen Seite der kleine, feine Bio-Bereich, in dem strengere Regeln gelten, naturnah produziert wird, jedenfalls auf der Ebene der Landwirtschaft. Und auf der anderen Seite die Sphäre der industriellen Massenproduktion, des Agrobusiness, der fabrikmäßigen Weiterverarbeitung, des globalen Handels, jene Sphäre, in der die Praktiken der globalen Food-Konzerne dominieren.

Auf die „Agrarwende" im großen Stil deutet da nicht viel hin. Auch ein neuer Umgang mit der Natur ist in dieser Sphäre, wo die Gesetze von „Big Food" gelten, dem agro-industriellen Komplex, nicht zu erwarten.

Der „Agrarsektor gehört inzwischen zu den größten Widersachern der Natur", schrieb die *Süddeutsche Zeitung* schon 1997 zum Abschied des langjährigen deutschen Bauernpräsidenten. Der verdiente Agrarunternehmer und Verbandsfunktionär, mit ausführlichem Namen Constantin Bonifatius Hermann Josef Maria Freiherr Heereman von Zuydtwyck, riet den Seinen zum Beharren: „Wenn die klug sind, wird sich nichts ändern." Seinen Sitz im Aufsichtsrat des Chemiekonzerns Bayer behielt er auch nach seinem Abgang als Bauern-Boss bei.

Es sieht ganz so aus, als ob seine Getreuen den Rat befolgten. Auch sie sind oft sehr direkt mit dem Interessengeflecht des Agrobusiness verbunden, in dem sich Agrarier, Chemiefirmen, landwirtschaftliche Verbände, staatliche Behörden, wissenschaftliche Gremien, oft auch Lebensmittelhandel und manchmal auch Medien auf das Engste verbinden.

Der Naturschutzbund hat Ende 2001 eine umfangreiche Datenbank zusammengestellt, in der diese Verflechtungen detailliert nachgezeichnet werden (www.nabu.de/landwirtschaft/datenbank.htm). Ein besonders eindrucksvolles Beispiel ist jener Wilhelm Niemeyer, der als Bauernfunktionär während der BSE-Krise in Deutschland in Talkshows Dauergast war und dort als besonders betonköpfiger Hardliner auftrat, dem an einer Änderung der Verhältnisse auch in dieser schweren Zeit nicht sehr gelegen war.

Niemeyer ist nicht nur Bauernfunktionär und der Branche auch in vielen anderen Funktionen verbunden, selbst übers Fernsehen wacht er, jedenfalls über das ZDF – wie aus der Naturschützer-Datei hervorgeht. Unter dem Stichwort „Wilhelm Niemeyer, Präsident des Bauernverbandes ‚Landvolk Niedersachsen'" vermerkt die Datenbank: „Der Präsident des Landvolkes Niedersachsen mit Sitz in Hannover besitzt, so scheint's, reichlich Kompetenz in der Vermarktung von Agrarprodukten. Bei der ‚Centralen Marketing-Gesellschaft der deutschen Agrarwirtschaft (CMA) GmbH' in Bonn ist er Mitglied des Aufsichtsrates. Der ‚Akademie für Agrar-Marketing' in Osnabrück gehört er als Kuratoriumsmitglied an. Als Vorsitzender des Vorstandes achtet er in der ‚Marketinggesellschaft für niedersächsische Agrarprodukte' mit Sitz in Hannover darauf, dass die Landwirtschaft Niedersachsens nicht zu kurz kommt. Darüber hinaus lenkt Niemeyer als Vorsitzender die Geschicke des ‚Bundesmarktverbandes für Vieh und Fleisch' in Bonn.

Damit das Thema Landwirtschaft in den Medien angemessen dargestellt wird, hat Wolfgang Niemeyer einen Sitz im ‚ZDF-Fernsehrat', dem obersten Kontrollgremium für das Zweite Deutsche Fernsehen. Damit beim ZDF alles mit rechten Dingen zugeht, ist Niemeyer auch Mitglied im ‚ZDF-Ausschuss für Finanzen, Haushalt und Werbefernsehen' sowie im ‚Richtlinien- und Koordinierungsausschuss' des ZDF.

Selbstverständlich ist Landvolkpräsident Niemeyer auch im ‚Deutschen Bauernverband (DBV)' fest verankert. Als Vizepräsident des DBV, aber auch im ‚DBV-Fachausschuss Schweinefleisch', dessen Vorsitzender er ist. Überdies gehört er selbstverständlich dem ‚Verbandsrat' des DBV an. Seine lokale Verankerung hat Niemeyer beim ‚Landvolk Osnabrück'. Hier ist er Kreisvorsitzender.

Als ehemaliger Vorsitzender der inzwischen aufgelösten ‚Aktionsgemeinschaft Deutsches Fleisch (AGF)' hat er maßgeblich die Fusion der AGF mit der ‚Fördergemeinschaft Integrierter Pflanzenbau (FIP)' zur ‚Fördergemeinschaft Nachhaltige Landwirtschaft (FNL)' mitbetrieben.

Auf europäischer Ebene verfolgt er die Interessen der niedersächsischen Schweinezüchter im ‚Beratenden Ausschuss Schweinefleisch' der EU-Kommission.

Bei all diesen Aktivitäten ist es nahe liegend, dass Wolfgang Niemeyer auch dem obersten Kungelkonklave, dem ‚Zentralausschuss der deutschen Landwirtschaft', angehört.

Seine Verbindungen in die Wirtschaft sind zahlreich: Bei der ‚Agra Europe GmbH' sitzt er dem Aufsichtsrat vor. Bei der ‚CG Nordfleisch AG' mit Sitz in Hamburg ist er zum einen Aufsichtsratsvorsitzender und zum anderen Vorsitzender des Landwirtschaftlichen Beirates.

Bei der ‚Europäischen Warenterminbörse Beteiligungs AG' in Warberg/Hannover ist er Vorsitzender des Aufsichtsrates. Bei der Firma ‚LAND-DATA Gesellschaft für Verarbeitung landwirtschaftlicher Daten GmbH' in Visselhövede gehört er dem Aufsichtsrat an.

Bei der ‚Landeszentralbank (LZB) in der Freien Hansestadt Bremen, in Niedersachsen und Sachsen-Anhalt' mit Sitz in Hannover ist Niemeyer Mitglied des Beirates. Der ‚Landwirtschaftlichen Brandkasse Hannover' (VGH-Versicherungsgruppe) dient der Landvolkpräsident als beratendes Mitglied des Aufsichtsrates und bei der ‚Landwirtschaftlichen Rentenbank' in Frankfurt ist er stellvertretender Vorsitzender des Verwaltungsrates. Bei der ‚Raiffeisen Central Genossenschaft Nordwest e. G. RCG' in Münster ist Niemeyer Vorsitzender des Genossenschaftsbeirates und bei der ‚Raiffeisen Hauptgenossenschaft Nord' immerhin Mitglied des Beirates. Der ‚Vereinigten Tierversicherung Gesellschaft a. G.' (R&V-Versicherungsgruppe) schließlich dient Niemeyer als Mitglied des Aufsichtsrates."

Ökologie, Naturkost, Agrarwende: Solches führen Agrarfunktionäre diesen Typs nicht unbedingt als Allererstes im Schilde. Auch der deutsche Ober-Bauer Gerd Sonnleitner weiß wohl, dass die Naturlieberhaber unter den Agrariern, die konsequenten Biobauern, eher eine Randgruppe sind. Zwar lässt sich Sonnleitner schon mal bei einem Kongress von Ökobauern blicken, beispielsweise bei der Grünen Woche im Januar 1998 in Berlin. Doch er verlangt andererseits den forcierten Einsatz der Gentechnik in der Landwirtschaft („Wir müssen Genfood offensiv angehen"). Und er nimmt auch die Großen im Agro-Business in Schutz und wehrt sich öffentlich dagegen, dass „Kapitalgesellschaften auf dem Lande" als „Agrarfabriken diskriminiert" werden.

Die Kapitalgesellschaften müssen für ihre Rendite nicht immer selbst sorgen. Denn sie genießen europaweit besondere staatliche Förderung: Die profitabelsten 20 Prozent der landwirtschaftlichen Betriebe erhalten 80 Prozent der Zuwendungen aus Steuergeld. „Den Reibach machen Großagrarier", kritisiert die vornehme *Zeit*, „Kleinbauern und Landarbeiter gehen leer aus." Diese Kapitalgesellschaften genießen das schöne Privileg, dass sie ihre Risiken nicht immer selbst tragen müssen, sondern wenn einmal schmerzliche Verluste drohen, auf das Geld des Steuerzahlers zurückgreifen dürfen.

So können sie sich auch riskante Produktionsweisen leisten, die mitunter schon mal Totalverlust zur Folge haben. Für BSE-Folgekosten mussten die europäischen Steuerzahler schon von 1996 bis 1998 nach Expertenschätzungen 5 Milliarden Euro aufbringen. Weitere Milliarden wurden in der Folge der Massenschlachtungen der nächsten Jahre fällig. Die Schweinepest kostete die EU-Bürger allein 1997 schätzungsweise 6,1 Milliarden Euro. Nach der wundersamen Logik des Agro-Geschäfts muss der Kunde die Steaks und Bratenstücke, die er nicht haben möchte, eben trotzdem bezahlen. So kann die Agro-Branche fehlerbehaftete Produktionsweisen wie etwa die industrielle Aufzucht von Schweinen und Rindern, die immer wieder zur Verbreitung von Krankheitserregern führt, unbeirrt weiter praktizieren, weil die teuren Folgen sie nicht berühren. Die hartnäckige Aversion der Bürger gegen die Gentechnik bleibt ebenfalls seltsam folgenlos im demokratischen Europa.

So unterhält der Steuerzahler Heerscharen von Wissenschaftlern, die im Agrarischen forschen – aber sich nicht sehr dafür interessieren, was der Geldgeber wirklich wünscht. 5000 Agrarwissenschaftler forschen in Deutschland, davon 3000 an Hochschulen und 2000 in Institutionen außerhalb der Universität. Zehn Bundesforschungsanstalten des Landwirtschaftsministeriums stehen pro Jahr 250 Millionen Euro zur Verfügung, der privaten Agrarforschung der Industrie und der Pflanzenzüchter noch mal 400 Millionen. Die Forscher freuen sich, dass sie „durch die Bio- und Gentechnik Auftrieb erhalten" haben, sagt der Kieler Ernährungswissenschaftler Professor Joachim von Braun.

Die BSE-Krise hat die Agro-Professoren nicht auf Natur-Kurs gebracht. Die „Hinwendung zum ökologischen Landbau als Leitbild für die

Zukunft der Landwirtschaft" sei ganz und gar verfehlt, kritisierte Anfang 2001 eine Gruppe von 42 Professoren um den Göttinger Agrarökonomen Stefan Tangermann. Eine höhere Förderung des Öko-Landbaus verzerre den Wettbewerb. Außerdem seien in Zukunft nicht kleinere, naturnah produzierende Bauernhöfe anzustreben, sondern im Gegenteil ein „Wandel zu größeren Betriebseinheiten unumgänglich."

Von allen Seiten, jedenfalls in den interessierten Branchen, kam der Druck gegen eine Ökologisierung der Agrarpolitik. Auch die Ernährungsindustrie sprach sich gegen die „Agrarwende" aus, man begegne den Plänen, Öko-Landbau verstärkt zu unterstützen, „mit großer Skepsis", bekannte im März 2001 Matthias Horst, Geschäftsführer der Bundesvereinigung der Deutschen Ernährungsindustrie, dem Lobbyverband der Hersteller von Tütensuppen und Dosenkost.

Auch die Agrarier sind ganz dieser Meinung, etwa der Präsident der Deutschen Landwirtschafts-Gesellschaft Philipp Freiherr von dem Bussche. Auf dem Höhepunkt der BSE-Krise Anfang 2001 sprach sich Bussche, der zur agro-industriellen Avantgarde in Deutschland gehört, gegen eine öko-orientierte Agrarpolitik aus, mit seinem Lieblingsschlagwort vom Museumsbauernhof. „Nicht der Schritt zurück ins Agrarmuseum" sei angebracht, sondern „Hochtechnologie", namentlich die Gentechnik: „Ich bin sicher", verkündete Bussche, „dass diese Zukunftstechnologie in den nächsten zehn Jahren in unserer Landwirtschaft Einzug halten wird."

Dass die Kundschaft, wie Verbraucherumfragen zeigen, Gentechnik nicht möchte, kümmert die Agro-Lobbyisten nicht. Die Kundenwünsche, in der Marktwirtschaft eigentlich oberstes Handlungskriterium für Produzenten, sind für die Bauernfunktionäre nebensächlich.

Der Kunde gilt als fehlgeleitetes Wesen mit vorgestrigen Vorstellungen und irrealen Wünschen. Große Teile der Bevölkerung hätten ein „völlig verbiestertes Bild" von der Landwirtschaft, bemängelte beispielsweise Cay Langbehn vom Institut für Agrarökonomie der Universität Kiel bei seinem Agrar-Symposion in München. Die „Chancen für die deutsche Landwirtschaft" sieht der Wissenschaftler laut *Süd-*

deutscher Zeitung „vor allem in der kostengünstigen und standardisierten Produktion großer Partien".

Überraschenderweise hat der deutsche Nährstand bei seinem Bemühen um kostengünstige Erzeugung nicht unbedingt die Ernährung der heimischen Bevölkerung im Sinn. Denn selbst die Agrargenossenschaften, ursprünglich Selbsthilfe-Einrichtungen bäuerlicher Familienbetriebe, verstehen sich längst als Teil des globalen Agro-Business. Vom Geschäftsvolumen her sind sie, ohne dass die Öffentlichkeit dies so recht bemerkt hätte, zu Giganten herangewachsen. Die deutschen Raiffeisen-Agrargenossenschaften erwirtschaften einen Jahresumsatz von etwa 40 Milliarden Euro – mehr als der BMW-Konzern mit seinen Nobel-Automobilen (Umsatz 2000: 35 Milliarden Euro). Und sie weiten ihre Geschäfte aus, mit Agrartechnik, Futter- und Pflanzenschutzmitteln sowie Saatgut. Ihre Zukunft sehen die Genossen im Globalen, sie läge, sagte der Präsident des deutschen Raiffeisenverbandes, „eindeutig auf den internationalen Märkten".

Die hessischen Raiffeisen-Manager haben diesen Schritt schon getan: Die Hauptgenossenschaft in Frankfurt hat, wie die *Frankfurter Rundschau* schon 1997 berichtete, „in der Ukraine Fuß gefasst und lernt dort jetzt laufen". Glücklicherweise müssen die Männer vom Main in der fernen Ukraine nicht ganz allein herumspazieren. Vor Ort hätten sich die Genossen „mit den dort tätigen Chemiekonzernen" zusammengetan. Die kannten sie vermutlich schon aus der Heimat: BASF, Bayer, DuPont sowie Agrevo. In konzertierter Aktion liefern die Agro-Exilanten den örtlichen Bauern technisches Gerät und vor allem Saatgut und kaufen ihnen auch gleich die Ernte ab. Damit hat die Genossenschaft auch Uneigennütziges im Sinn, denn in der Ukraine, die als Kornkammer gilt, böten sich „größte Chancen, zur Lösung der wachsenden Probleme der Welternährung beizutragen", so ein Raiffeisen-Manager.

Die Welternährung ist, glaubt man ihren öffentlichen Äußerungen, ein ganz wichtiges Herzensanliegen der sonst als kühl und seelenlos geltenden Manager und Firmenlenker. Denn bislang gehen, nach Berechnungen von Pflanzenschutz-Experten, 42 Prozent der weltweiten Nahrungsmittelproduktion durch Schädlinge und andere Widrigkeiten verloren.*

Nun ist es leider nicht so, dass sich die Konzernlenker aus reiner Herzensgüte um die Hungernden kümmern. Die Hungernden haben jetzt eher die Aufgabe bekommen, als Argument zu dienen für den forcierten Einsatz der Gentechnik in der Landwirtschaft. Dem satten westlichen Verbraucher war der Nutzen leider bislang nicht begreiflich zu machen. Was aber kein Zufall ist, denn er hat keine Vorteile von der neuen Technik, wie sogar der Mann zugeben musste, der beim Schweizer Pharmakonzern Novartis für Saatgut zuständig ist: „Für den Konsumenten ändert sich nichts", räumte er in einem Interview mit der *Neuen Zürcher Zeitung* ein: „Das ist leider auch ein Nachteil."

Das Wohl der Konsumenten steht leider nicht an oberster Stelle, sondern – natürlich – das Geschäft. Auch Gift ist ein gutes Geschäft. Der Weltmarkt für Pflanzenschutzgifte soll nach Branchenschätzungen von 32,5 Milliarden Dollar (36,7 Milliarden Euro) auf 40 Milliarden Dollar im Jahre 2005 steigen (45,2 Milliarden Euro).

Wachstum muss sein. Der Landschaftsökologe Wolfgang Haber von der Technischen Universität München beispielsweise meint, angesichts der Lage in den Entwicklungsländern sei auch die viel geschmähte Überproduktion in Europa fortzusetzen. Denn Nahrungshilfe „setzt genügende Getreidereserven voraus und lässt die bei uns oft beklagte Überschussproduktion in einem anderen Licht, ja als Pflicht erscheinen", sagte er bei der Wintertagung der Deutschen Landwirtschafts-Gesellschaft (DLG) 1997 in Wiesbaden.

Nun ist die jährliche Wintertagung der DLG nicht irgendein Treffen von Bauerntrampeln. Sie ist etwas ganz Besonderes, wie die *Frankfurter Allgemeine Zeitung* weiß: „Hier versammeln sich aus der praktizierenden Landwirtschaft die Crème de la crème, hier treffen sich die Unternehmerlandwirte, die ihre Nase früher als andere in den Wind der agrarischen Zeitläufe halten und diesen anderen dann Nasenlängen voraus sind: sozusagen die Edel-Landwirte."

(Der Duft des Dorfes

---

* Crop Production and Crop Protection. Estimated losses in major food and cash crops.
 E. C. Oerke et al. Amsterdam: Elsevier, 1994

Außerhalb der interessierten Kreise des agro-industriellen Komplexes gilt es keineswegs als sicher, ob gerade die High-Tech-Landwirtschaft die Ernährung der Weltbevölkerung sichern kann. Manche Experten beispielsweise halten schon die bisherigen Prognosen über die steigenden Bevölkerungszahlen für stark übertrieben. Andere Experten glauben gar, dass Nahrungsmittelexporte in Hungerländer langfristig eher schaden. Nicht industrielle High-Tech-Farmen, sondern eher kleine, ökologisch wirtschaftende bäuerliche Betriebe könnten rund um den Globus für die Ernährungssicherung in ihren Ländern sorgen. Herwig Birg, der Direktor des Instituts für Bevölkerungsforschung und Sozialpolitik an der Universität Bielefeld, glaubt sogar, möglicherweise gebe es „überhaupt gar kein Bevölkerungsproblem". So habe sich die Zuwachsrate bei der Bevölkerungsentwicklung merklich abgebremst. Es sei abzusehen, dass das starke Anwachsen der Weltbevölkerung ein Phänomen des 20. Jahrhunderts sei. Das 21. Jahrhundert hingegen zeige nach neueren Daten eher einen Trend zur Stagnation. Die Bevölkerungszahl auf dem Globus würde sich demnach alsbald in einer bestimmten Höhe einpendeln. Überdies steige nach aller Erfahrung die Nahrungsmittelproduktion stets stärker als die Bevölkerungszahl.

Wie vage Prognosen bisweilen sind, zeigt das Beispiel China:

Das riesige Land gilt gemeinhin als Heimstatt von milliardenstarken Menschenmassen, die nur darauf warten, den Westlern das Brot vom Teller zu nehmen. So prognostizierte etwa das Worldwatch Institute in Washington für das Jahr 2000 einen Import-Bedarf der Chinesen von 100 Millionen Tonnen Getreide. Die Weltbank hingegen hielt nur 16 Millionen Tonnen für nötig. Überdies hat China noch erhebliche Reserven: Weil Investitionen in der Landwirtschaft in den letzten Jahren zurückgefahren wurden, gehen durch mangelhafte Lagerung und Transport jährlich rund 30 Prozent der Ernte verloren. Die Lage in China sieht deshalb Professor Hardwig de Haen, Leiter der Hauptabteilung Landwirtschaft bei der Welternährungsorganisation FAO, eher optimistisch: „Das eigene Potenzial Chinas zur Produktionssteigerung wird stark unterschätzt."

Zudem: Zwischen der Nahrungsmittelproduktion und dem Hunger der Armen gibt es schließlich nicht immer einen direkten Zusammenhang. Weltweit hungern schon heute 800 Millionen Menschen, obschon eigentlich genügend Nahrung vorhanden ist. So werden in der Europäischen Union zehn Prozent des Obstes gleich nach der Ernte vernichtet. Auch die Amerikaner erzeugen mehr als sie verspeisen können: In den USA landen nach einer Statistik des Landwirtschaftsministeriums jährlich 43 Millionen Tonnen Nahrungsmittel auf dem Müll – ein Viertel des Gesamtverbrauchs von 161 Millionen Tonnen.

Auch Zucker hat Europa mehr als genug: 15 Millionen Tonnen werden produziert, zwei Millionen mehr als gebraucht wird. Und sogar Wein gäbe es für die Durstigen dieser Welt, wenn sie ihn kaufen könnten. Stattdessen gibt die EU an die 800 Millionen Euro dafür aus, den unverkäuflichen Trank zu Schnaps brennen zu lassen. Und sie will die Produktion weiter drosseln, durch eine Agrarreform. Denn es droht ein weiterer Überschuss von 1,5 Millionen Tonnen bei Rindfleisch und von 58 Millionen Tonnen bei Getreide bis zum Jahr 2005.

Ohne Rücksicht auf die Hungernden dieser Welt wurden schon riesige landwirtschaftliche Flächen stillgelegt. Das hat in einem Zeitraum von zehn Jahren in Europa zu einer Mindererzeugung von 60 Millionen Tonnen und in den USA gar von 100 Millionen Tonnen Getreide geführt.

Und merkwürdigerweise produzieren viele Agrarier auf ihren landwirtschaftlichen Flächen nicht Lebensmittel, sondern beispielsweise Plastik-Ersatz. Wenn etwa BMW Antriebsteile aus Bayern nach Südafrika schickt, packt die Firma diese nicht in Styropor, sondern in neuartige Verpackungschips, die aus leckeren Sachen wie Sonnenblumenkernen, Stroh, Raps und Rübenschnitzeln bestehen. In Deutschland werden schon auf hunderttausenden von Hektar solche „nachwachsenden Rohstoffe" für industrielle Zwecke angebaut, in Brasilien produzieren fünf Millionen Arbeitskräfte im ländlichen Raum nicht Lebensmittel, sondern „Bio-Sprit" aus Zuckerrohr, für 4,5 Millionen Autos.

Auch die Gentechniker werden nicht ausschließlich von Mitgefühl für die Hungernden getrieben. Lothar Willmitzer, Geschäftsführer des Instituts für Genbiologische Forschung in Berlin, hat es vor einigen Jahren, wie die *Wirtschaftswoche* berichtete, geschafft, sämtliche Gene, die in der Kartoffel für die Stärkeproduktion zuständig sind, zu entschlüsseln. Dafür interessierten sich indessen nicht Firmen wie Pfanni oder Chio Chips, sondern Fabrikanten für Papier und Wellpappe und auch die chemische Industrie. Die stellen daraus, berichtet der Erfinder stolz, „Klebstoff, Waschmittel oder Verpackungsfüllflocken her" und sogar einen „Superabsorber für Babywindeln".

Da freuen sich auch wieder Konzernmanager: „Da steckt ein enormes Innovationspotenzial drin", sagt laut *Wirtschaftswoche* BASF-Forschungsvorstand Hans-Jürgen Quadbeck-Seeger. Mithilfe der Bio-Technik könnten Naturprodukte glatt zum Verkaufsschlager werden – die sonst ja offenbar Ladenhüter sind. In diesem Sinne will Agrevo-Geschäftsführer Gerhard Prante auch das „Potenzial des Bioreaktors Pflanze" nutzen.

Die „wundersame Verwandlung von Nahrung in Nicht-Nahrung" (*Frankfurter Rundschau*) zielt nicht nur auf die Äcker der satten Europäer. Die Genforscher haben auch schon die Feldfrüchte der Dritten Welt zwecks Umbau zum Rohstoff aktiviert. Maniok beispielsweise, eines der viertwichtigsten Grundnahrungsmittel der Welt, das vor allem in Afrika und Lateinamerika verzehrt wird, könnte zu nützlichem „Bioplastik" verarbeitet werden, glauben die Internationalen Forschungsinstitute für tropische Landwirtschaft in Kolumbien und Nigeria. Die Firma Monsanto arbeitet an der Verwandlung von Zuckerrüben und Getreide zu einem Kunststoff-Ersatz, und die kalifornische Firma Applied Phytologics Pioneer versucht, nach einem Bericht der Zeitschrift *New Scientist*, Reis für die Produktion von Enzymen zuzurichten, die dann in Waschmitteln Verwendung finden. Die Hungernden müssten also mit ihren vermeintlichen Wohltätern aus der Gen-Branche um die knappen Ackerflächen und die Früchte des Bodens konkurrieren. „Wer beim Kampf um den Boden wohl Sieger wäre, ist absehbar", meinte die *Frankfurter Rundschau*.

Womöglich wäre den Menschen in den benachteiligten Regionen dieser Welt eher damit gedient, wenn sie sich auf Öko-Produktion, auf kleine Betriebe und bäuerliche Produktionsweise konzentrieren. Da besteht zum einen nicht die Gefahr, dass Reisfelder für die Waschmittelproduktion missbraucht werden. Und zum anderen kommt überraschenderweise, wie Studien zeigen, oft mehr an Erträgen und Einkommen heraus als bei der chemisch unterstützten Hochleistungslandwirtschaft.

Schon Ende der 70er-Jahre wies eine Untersuchung der Iowa State University nach, dass bei einer kompletten Umstellung auf biologische Landwirtschaft in den USA der Bedarf an Lebensmitteln befriedigt werden könnte. Ähnliches haben europäische Studien gezeigt.

Eine Studie, die im Jahr 2000 veröffentlicht und im Auftrag der UNO erstellt wurde, kam zu dem Schluss, dass Landwirte in Entwicklungsländern ihre Erträge um bis zu 300 Prozent steigern konnten, wenn sie auf öko umstellten.

Eine Untersuchung der Entwicklungsorganisation der Vereinten Nationen (Titel: „Benefits of Diversity") zeigte ebenfalls die Überlegenheit des Öko-Landbaus in Entwicklungsländern. So ergab eine Fallstudie über Gemüseanbau in Indonesien, dass die Erträge bei Kohl zwar geringer, bei Karotten und Chinakohl aber höher sind, wenn auf Gift und Kunstdünger verzichtet wird. Eine Teeplantage in Indien, die mit der Umstellung auf Bio auch gleich eine Mischlandwirtschaft mit Milchkühen und Wald einführte, erzielte um zehn Prozent höhere Erträge als Plantagen mit vergleichbaren konventionellen Monokulturen.

In vielen Fällen fuhren die Bio-Bauern zwar eine kleinere Ernte ein, aber sie erhielten dafür mehr Geld. So kamen Gemüsebauern in Mexiko zwar mit 15 Tonnen Tomaten pro Hektar nicht ganz auf die üblichen 18 Tonnen des herkömmlichen Anbaus, aber sie kassierten mehr Dollars pro Hektar: Bei Bio waren es 9000 Dollar, bei herkömmlichen Tomaten nur 6000.

Agrarforscher in Brasilien fanden heraus, dass Kleinbetriebe mit weniger als zehn Hektar auf jedem Hektar eine Ernte im Wert von 65 Euro einfahren, Großfarmen mit 5000 Hektar hingegen nur 1,50 Euro. In Indien erbrachte eine Farm mit weniger als zwei Hektar pro Flächeneinheit 1800 Rupien, ein 15-Hektar-Betrieb bloß 850 Rupien. Je mehr Bauern in eigener Regie das Land bewirtschaften, desto mehr Menschen kann das Land ernähren: Amtlichen Statistiken zufolge liegt die Wachstumsrate in der indischen Landwirtschaft landesweit bei drei Prozent – im Bundesstaat Bengalen hingegen beim Doppelten: Dort hat eine Landreform mehr Menschen am fruchtbaren Boden beteiligt. Daraus kann der Schluss gezogen werden, so *Der kritische Agrarbericht*, dass die „zentrale Frage bei der Sicherung der Welternährung" nicht auf Techniken und Genmanipulation zielen sollte, sondern darauf, „wer in welcher Weise Zugang zu Landbesitz hat".

Die wohl gemeinte oder auch bloß geschäftsmäßige Lieferung ausländischer Nahrungsmittel hingegen bringt die örtliche Produktion oft zum Erliegen. Auf den Philippinen beispielsweise gerieten die örtlichen Verteilungssysteme „völlig aus dem Lot", weil Importe, unter anderem von hochsubventioniertem US-Getreide über den Getreidehandels-Multi Cargill, die Kleinbauern ihrer Konkurrenzfähigkeit beraubten, wie die Organisation „Wide" („Women in Development Europe") beklagte: Die kleinen Bauern gaben ihr Land auf.

Erfreulich seien die Nahrungsmittellieferungen vor allem für die Händler, meint *Der Kritische Agrarbericht 1997*: „Wie profitabel Weizenexporte sein können, zeigen die multinationalen Konzerne" Cargill oder Continental etwa, die in Indien Weizen zu einem Preis zwischen 45 und 75 Euro pro Tonne aufkaufen, den sie dann für ca. 175 Euro pro Tonne auf dem Weltmarkt verkauften.

Weniger profitabel ist es natürlich für die großen Agro-Multis, wenn die Bauern vor Ort für den Verbrauch vor Ort produzieren. Und gar nicht profitabel ist es für die Erzeuger von Kunstdünger und Pflanzengiften, wenn die Bauern auf Kunstdünger und Pflanzengifte verzichten. Die Hersteller haben deshalb neue Vermarktungsstrategien entwickelt, um die Bauern in aller Welt von den Segnungen der Chemie zu überzeugen. Das ist für die trendigen Reklameleute oft nicht ganz einfach. Denn mit ein paar pfiffigen Werbeseiten in Illustrierten ist es nicht getan: „Es ist leichter für einen Schokoriegel zu werben als für das Schädlingsbekämpfungsmittel Starane", sagte Volkmar Wermter, Geschäftsführer der Münchner Werbeagentur TBWA, dem Reklamefaltblatt *Werben und Verkaufen.*

Die Strategen setzen deshalb nicht auf knallige Slogans und Fernsehspots, sondern auf den ganz direkten Kontakt zum Bauern auf der Scholle. So wenden sich jetzt immer mehr schicke Werbemenschen dem Landleben zu: „Agenturleute stecken ihre Nase jetzt in alles, was nach Dorf duftet", beobachtete *Werben und Verkaufen.*

Die Werber von TBWA haben deshalb im Auftrag der Buxtehuder Deutschland-Filiale des Saatgut-Konzerns Pioneer ein Beratungsprogramm entworfen, kurz PEP genannt („Pioneer Energie-Management Programm"), mit dem die Erzeugnisse des weltgrößten Maissaatgutproduzenten aufs Feld ausgebracht werden sollen. Die Spezial-Agentur Agro-Kontakt in Bergisch-Gladbach hat laut *Werben und Verkaufen* gleich sechs Diplom-Agraringenieure in „Lohn und Brot genommen". Auch BASF setze mehr und mehr auf den Außendienst, und die Firma Novartis Agro will, wie der zuständige Novartis-Manager sagte, über Direkt-Mailings, Prospekte und Schulungen an den Landmann „herankommen".

Die Agro-Konzerne, als global tätige Firmen, beschränken sich dabei nicht auf Bauern zwischen Buxtehude und Bamberg.

Der Schweizer Multi Novartis etwa bringt Bauern auf den Philippinen, in Kolumbien und in Indonesien bei, wie die modernen Agro-Chemikalien einzusetzen sind. Denn Gemüseanbau sei, wie die *Neue Zürcher Zeitung* in einem Bericht über das indonesische Novartis-Projekt meinte, „im feuchtwarmen, tropischen Klima ohne Pflanzenschutzmaßnahmen schlechterdings nicht machbar". Die indonesischen Bauersleute sollen lernen, wie mit gezielten Giftgaben gegen die Kohlmotte *Plutella xylostella* und einen weiteren „Schlüsselschädling" namens *Crocidolomia binotalis* vorzugehen ist. Die Bauersleute sind offenbar gelehrige Schüler und betrachten die Novartis-Lehre als eine Art Glaubensangelegenheit: Denn laut NZZ gehört es in der dortigen Gegend „mit einer mehrheitlich islamischen Bevölkerung zur

(Der Duft des Dorfes

moralisch-religiösen Pflicht, das in der Feldschule Gelernte an Bau-
ernkollegen weiterzugeben".

Die Landwirte werden in solchen Gebieten jedoch nicht nur von
wohlwollenden Lehrern im Gebrauch der Pestizide unterrichtet. Mitunter geraten sie mit Kräften in Kontakt, die nicht unbedingt auf der
moralischen Stufe seriöser Schweizer Pflanzenschutz-Produzenten
stehen. So berichtete die Nachrichtenagentur AP im Februar 1998 von
einem tragischen Massenselbstmord von 150 Farmern in Südindien.
Der erste von ihnen war ein Mann namens Laksmaya Jaggu, der drei
Monate zuvor Pestizide gekauft hatte. Die Ernte wurde offenbar dennoch zerstört, der Mann verzweifelte und trank das Gift selbst.

Die anderen Farmer im Bundesstaat Andhra Pradesh waren durch
den Kauf der Gifte in Geldnot geraten. Von einer Raupenplage heim-
gesucht, hatten sich viele von Geschäftsleuten zum Kauf von Pestiziden überreden lassen und liehen sich dafür Geld von kleinen Kredit-
vermittlern. Die Verschuldung trieb sie in eine verzweifelte Lage,
sodass sie sich das Leben nahmen. Einige wurden sogar von den
Geldverleihern zum Selbstmord ermuntert, nachdem die Regierung
den Hinterbliebenen Geld versprochen hatte. So konnten sie die
Schulden wieder eintreiben.

Die Pflanzenschutzmittel können auch ohne suizidale Absicht zum
Tode führen: In China starben im Jahre 1995 über 3000 Bauern und
Landarbeiter an Vergiftungen durch Pestizide. Weitere Gefahren drohen durch mehr als 100 000 Tonnen Alt-Pestizide, die in Entwicklungsländern lagern. Die Welternährungsorganisation FAO fordert zur
Vermeidung weiterer Umwelt- und Gesundheitsschäden zur sparsa-
meren Verwendung der Gifte auf und propagiert „Integrated Pest
Management"*. Pestizide, beklagt die FAO, seien im Übermaß und
„auf aggressive Weise verkauft" worden. Die Mäßigungsbemühungen
der Organisation scheinen, so die *Neue Zürcher Zeitung*, „vorläufig
aber wenig zu fruchten": Der Absatz steige stetig, vier Fünftel des

---

* World Agriculture: Towards 2010. A FAO Study. FAO/John Wiley & Sons, 1995

Marktes teilen sich dabei laut *NZZ* die Großen des Geschäfts wie BASF, Bayer, Monsanto und Novartis.

Der Einsatz von Pflanzenschutzmitteln dient keineswegs immer der Versorgung der lokalen Bevölkerung mit lebensnotwendiger Nahrung. In jenem 7000 Hektar großen Gemüseanbaugebiet Pangalengan etwa, wo Novartis die Bauern auch für den Kampf gegen die Kohlmotte wappnet, kooperiert die Firma mit dem indonesischen Nahrungsmittelkonzern Indofood: Dort werden laut *NZZ* Kartoffeln für die industrielle Verarbeitung erzeugt. Und auch die Projekte im ebenfalls von Novartis betreuten Anbaugebiet Lembang dienen nicht der direkten Sättigung der Landbewohner: Dort werden neben einer traditionellen Knolle namens Granola verschiedene Kartoffelsorten daraufhin geprüft, ob sie sich für „den Anbau und die Verarbeitung zu den an Beliebtheit gewinnenden Kartoffelsnacks" eignen.

Kartoffelsnacks für die Hungernden?

Im globalen Agro-Business geht es natürlich nicht um die Bekämpfung des Hungers. Die Armen können sich die bunt verpackten Snacks und Fertigmenüs von Nestlé, Kraft und Unilever ohnehin nicht leisten. Industrielle Nahrung ist teuer: Die Chemie auf dem Acker kostet, die bunte Verpackung kostet, die Transporte kommen dazu. Die Ingenieursleistungen in der Fabrik, die Designer, die die Etiketten gestalten, die Werber fürs Fernsehen – all das will bezahlt sein.

Industrienahrung ist für jene, die das Geld haben – und sich dann vorm Fernseher noch ein paar Pfunde mehr anmampfen.

Weil mit Industrienahrung viel Geld zu verdienen ist, werden die großen Food- und Agro-Konzerne alles daran setzen, ihren Einfluss auszudehnen, auch in Zukunft.

Bio ist besser.

Für die Produzenten, die Bauern. Sie müssen nicht mehr das Gift einsetzen, das oft ihrer eigenen Gesundheit zuerst schadet.

Und für uns, die Verbraucher. Wir können Kartoffeln, Äpfel, Kiwis genießen, die ohne Gift und Kunstdünger erzeugt wurden – und besser schmecken. Jedenfalls dann, wenn sie naturbelassen genossen werden. Und wenn der Hersteller auch sein Handwerk versteht.

Wenn ein Steak vom glücklichen Ochsen einem Metzger in die Hände fällt, der es nicht richtig behandelt, zu kurz abhängen lässt, dann ist das Steak zäh – und der Ochse hat sein glückliches Leben umsonst beenden müssen.

Wenn die Milch von glücklichen Kühen in der Käserei verhunzt wird, dann schmeckt der Käse nicht – und die Kundschaft geht wieder in den Supermarkt, wie jene 44-jährige Kosmetikerin, die 2001 im *stern* bekannte: „Käse habe ich einmal im Bio-Laden gekauft, aber eben nur einmal: Ich bin doch nicht verrückt und bezahle so viel Geld, wenn das genauso schmeckt wie das Abgepackte.“

Bio ist besser – aber nur, wenn es mit Respekt und Sorgfalt und Sachkenntnis behandelt wird.

Woher aber sollen wir wissen, ob das, was wir essen, wirklich bio ist? Und ob der Hersteller sein Handwerk beherrscht? Ob wir nicht einem Schwindler, Blender, Bio-Bluffer aufsitzen?

Was besser ist, können wir selbst entscheiden. Was besser ist, entscheidet sich am Geschmack. Denn der Geschmackssinn ist unser wichtigster Lebensmittelkontrollsinn: Er sagt uns, was gut ist für unseren Körper.

Wenn wir Lebensmittel essen wollen, die gut sind und also gesund sind, müssen wir unserem Geschmack vertrauen – und ihn, unsere Kontrollinstanz, nicht austricksen lassen durch Labor-Aromen und Geschmacksverstärker. Wenn wir den Geschmack kultivieren, dann sagt uns unser gesunder Appetit, was der Körper braucht.

Den Geschmack kultivieren, das können wir natürlich nur mit allerbesten Waren. Naturbelassen. Die werden dann nach feinschmeckerischen Rezepten zubereitet. Dafür sind, in der Regel, die Bio-Lebensmittel erste Wahl. Wenn die Bio-Kartoffeln aber nicht besser sind als die vom normalen Bauern auf dem Markt, dann nehmen wir die vom normalen Bauern und loben seinen Acker.

Wenn es etwas teurer ist, dann zahlen wir das gern: Wir tun uns ja Gutes. Wir wollen ja genießen. Bestes kann nicht billig sein. Für gutes Essen geben wir gern ein paar Euro mehr aus – fürs echte Essen, Kartoffeln, Äpfel, Kiwis. Hähnchen, Schnitzel, Braten. Das Geld für Eti-

(Alles bio oder was?

kettendesigner, Geschmacksverstärker, Ingenieure und Werbefritzen sparen wir uns. Hühnerbrühe mit Hefeextrakt oder Kartoffelpüree aus der Tüte, so etwas lassen wir im Regal stehen, ob bio oder nicht. Es ist viel zu teuer, verglichen mit den echten Kartoffeln oder einer richtigen Bouillon. Zudem schmeckt uns so etwas auch schon lange nicht mehr. Was ein Jahr hält im Sparmarkt ohne zu vergammeln, das ist suspekt.

Natürliches Essen, das hält nicht so lange. Essen ist Leben, und Leben vergeht. Was schon im Supermarkt beinahe unvergänglich ist, kann nicht natürlich sein. Der schöne Traum vom natürlichen Essen: Er muss kein Traum bleiben. Aber wir müssen selbst sehen, dass er Wirklichkeit wird.

Literatur

A. R. Y. EL BOUSHY/A. F. B. VAN DER POEL: Poultry Feed From Waste. Processing and Use. London: Chapman & Hall, 1994

Crop Production and Crop Protection. Estimated losses in major food and cash crops. E. C. Oerke et al. Amsterdam: Elsevier, 1994

WIGLAF DROSTE: Grün im Gesicht. In: Vincent Klink und Stephan Opitz (Hg.): Cotta's kulinarischer Almanach 1997/98. Stuttgart: Klett-Cotta, 1996

BERNHARD EPPING: Geheime Rezepte. Wie die Gentechnik unser Essen verändert. Stuttgart: Hirzel Verlag, 1997

Erfolgreicher Einsatz ökologischer Lebensmittel in Gemeinschaftsverpflegung und Gastronomie. Hg. Dialogpartner Agrar-Kultur. Stuttgart: Hugo Matthaes, 1997

SIEGFRIED GIEDION: Die Herrschaft der Mechanisierung. Ein Beitrag zur anonymen Geschichte. Frankfurt am Main: Europäische Verlagsanstalt, 1987

HANS-ULRICH GRIMM: Die Suppe lügt. Die schöne neue Welt des Essens. Stuttgart: Klett-Cotta, 1997/München: Droemer, 9. Aufl. 2001

Landwirtschaft 97. Der kritische Agrarbericht. Daten, Berichte, Hintergründe. Positionen zur Agrardebatte. Hg. AgrarBündnis e. V. Kassel – Rheda-Wiedenbrück – Bonn: ABL Bauernblatt Verlags-GmbH, 1997

Landwirtschaft 98. Der kritische Agrarbericht. Daten, Berichte, Hintergründe. Positionen zur Agrardebatte. Hg. AgrarBündnis e. V. Kassel – Rheda-Wiedenbrück – Bonn: ABL Bauernblatt Verlags-GmbH, 1998

Landwirtschaft 2000. Der kritische Agrarbericht. Hg. AgrarBündnis e. V., Bramsche, Arbeitsgemeinschaft Ländliche Entwicklung an der Universität Gesamthochschule Kassel

A. R. LORENZ, G. REESE, D. HAUSTEIN, S. VIEHTS: Versteckte Allergene in Lebensmitteln – noch immer ein Problem. In: Bundesgesundheitsblatt 7, 2001. S. 666 f.

(Literatur

KARL HEINZ NEY: Lebensmittelaromen. Hamburg: Behr, 1987

S. VIEHTS, K. FISCHER, L. I. DEHNE, H. AULEPP, H. WOLLENBERG, K. W. BöGL: Versteckte Allergene in Lebensmitteln. In: Bundesgesundheitsblatt 2/ 1994

L. WOODWORD, D. FLEMMING, H. VOGTMANN: Reflections on the Past. Outlook for the Future. In: Fundamentals of Organic Agriculture, 11th IFOAM International Scientific Conference August 1–15, 1996, Copenhagen, Proceedings Vol. 1

World Agriculture: Towards 2010. A FAO Study. FAO/John Wiley & Sons, 1995

SIMON WRIGHT: Handbook of Organic Food Processing and Production. London: Chapman & Hall, 1994

Zukunftsfähiges Deutschland: ein Beitrag zu einer global nachhaltigen Entwicklung; Studie des Wuppertal-Instituts für Klima, Energie GmbH/BUND/Misereor (Hrsg.). Basel, Boston, Berlin: Birkhäuser, 4. Auflage 1997

Anhang:
Echt bio. Was ist was im Bio-Land?

Hier finden Sie alle Bio-Markenzeichen und die wichtigsten Her-
stellerverbände. Alle hier aufgeführten Label sind „echt öko", wobei
unter ihnen durchaus Unterschiede bestehen. Das staatliche Bio-Siegel bildet gewissermaßen das untere Ende: Wer seine Erzeugnisse mit
diesem Zeichen schmücken möchte, muss gewisse Mindest-Stan-
dards erfüllen. Die Anbauverbände liefern besseres Bio, gehen in
ihren Vorschriften über die staatlichen Vorschriften hinaus. Ganz
oben in der Bio-Hierarchie steht nach Ansicht von Experten das
Demeter-Siegel: Hier sind die Anforderungen am umfangreichsten,
der Aufwand beim Pflanzenbau und in der Tierhaltung ist am höchsten. Darum, so meinen viele Bio-Gourmets, schmecken die Demeter-
Erzeugnisse auch am besten.

189

(Anhang: Echt bio. Was ist was im Bio-Land?

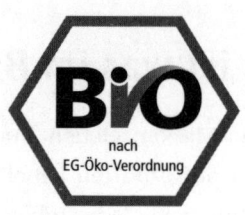

Das staatliche Bio-Siegel

Das neue Bio-Siegel markiert das Bio-Minimum. Mit dem Siegel können alle Erzeugnisse gekennzeichnet werden, die entsprechend der
EG-Öko-Verordnung produziert (mindestens 95 % Ökobestandteile)
und kontrolliert werden. Die Verwendung ist freiwillig. Die Anbieter
dürfen ihre eigenen Markennamen oder Öko-Zeichen zusätzlich führen. Wenn auch verdiente Öko-Veteranen, die nach ihren strengen
Verbandsvorschriften produzieren, wegen der Minimal-Standards
beim staatlichen Bio-Siegel über „Schmuddel-Bio" lästern: Das
Staats-Label ziert nur echte Öko-Ware, die in der Regel ohne Gift und
Kunstdünger erzeugt wurde.

Informationsstelle Bio-Siegel
bei der ÖPZ GmbH
Rochusstraße 2
D-53123 Bonn
Telefon: 02 28/97 77-7 00
Telefax: 02 28/97 77-7 99
E-Mail: info@oepz.de
Internet: www.bio-siegel.de

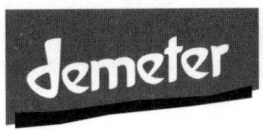

Demeter

Demeter ist das älteste Bio-Label. Demeter gilt als der Mercedes unter den Ökos. Demeter-Waren sind im Supermarkt kaum erhältlich, weil der Verband sich gegen Massenproduktion und Billigpreispolitik der Lebensmittelketten wendet. Das Demeter-Logo kennzeichnet Erzeugnisse, die nach der so genannten biologisch-dynamischen Wirtschaftsweise hergestellt wurden. Die Demeter-Ansprüche gehen über die Anforderungen der EU-Biovorschriften hinaus. Sie erfordern neben dem Verzicht auf synthetische Dünger und chemische Pflanzenschutzmittel beziehungsweise künstliche Zusatzstoffe in der Weiterverarbeitung eine gezielte Förderung der Lebensprozesse im Boden und in der Nahrung. Die Demeter-Methoden wirken auf Skeptiker etwas esoterisch (siehe Kapitel 1), sind aber durchaus wissenschaftlich begründet. Demeter-Kunden loben den ausgezeichneten Geschmack ihrer Lieblingsbiomarke.

Demeter-Bund e. V.
Brandschneise 2
D-64295 Darmstadt
Telefon: 0 61 55 / 84 69-0
Telefax: 0 61 55 / 84 69-11
E-Mail: Info@Demeter.de
Internet: www.demeter.de

Bioland

Bioland

Bioland ist der größte und neben Demeter der bekannteste Öko-Verband. Im Bioland-Verband sind über 3700 Bio-Bauern zusammengeschlossen, die nach den Bioland-Richtlinien insgesamt über 130 000 Hektar Land bewirtschaften.

Überdies gibt es über 600 Verarbeiter, die Bioland-Rohstoffe weiterverarbeiten, wie zum Beispiel Bäcker oder Molkereien. Auch Bioland gibt seinen Mitgliedern strengere Vorgaben als die EU-Bioverordnung.

Bioland Bundesverband
Kaiserstr. 18
D-55116 Mainz
Telefon: 0 61 31/2 39 79-0
Telefax: 0 61 31/2 39 79-27
Internet: www.bioland.de

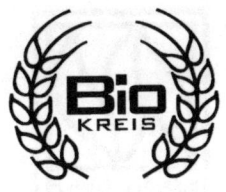

Biokreis

Biokreis ist vor allem in Bayern tätig. Der Verband wurde 1979 gegründet, hat (Stand 2001) 317 Mitglieder, die 7299 Hektar bewirtschaften.

Biokreis e. V.
Heiliggeist-/Ecke Hennengasse
D-94032 Passau
Telefon: 08 51/3 23 33
Telefax: 08 51/3 23 32
E-Mail: biokreis@t-online.de

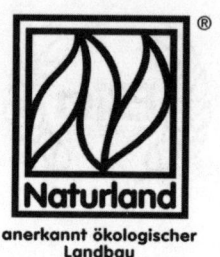

anerkannt ökologischer
Landbau

Naturland

Die Organisation, die sich ausführlich „Naturland – Verband für naturgemäßen Landbau e. V." nennt, wurde 1982 mit Sitz in Gräfelfing bei München gegründet. Der Verband zählt mit etwa 1400 Mitgliedern und über 50 000 Hektar heute zu den großen Organisationen des anerkannt ökologischen Landbaus in Deutschland. Naturland ist auch international engagiert, betreut weltweit 22 000 Landwirte oder Erzeugergruppen.

Naturland – Verband für naturgemäßen Landbau e. V.

Kleinhaderner Weg 1

D-82166 Gräfelfing

Telefon: 0 89/89 80 82-0

Telefax: 0 89/89 80 82-90

E-Mail: naturland@naturland.de

Internet: www.naturland.de

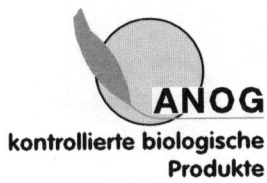

kontrollierte biologische Produkte

ANOG

Das Kürzel ANOG steht für die Arbeitsgemeinschaft für naturnahen Obst-, Gemüse- und Feldfruchtanbau. Der Verband ist der zweitälteste in Deutschland, wurde 1962 gegründet. Die knapp 70 Mitglieder bewirtschaften etwa 3000 Hektar, vor allem in Südwestdeutschland.

ANOG e. V.
Pützchens Chaussee 60
D-53227 Bonn
Telefon: 02 28 / 46 12 62
Telefax: 02 28 / 46 15 58
E-Mail: anogev@t-online.de
Internet: www.bonnet.de / ANOG

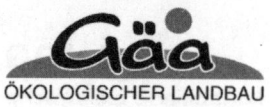

ÖKOLOGISCHER LANDBAU

Gäa

Gäa ist vor allem in Ostdeutschland vertreten. Der Verband wurde 1989 gegründet und 1993 in die AGÖL, die Arbeitsgemeinschaft Ökologischer Landbau, aufgenommen, den Dachverband des ökologischen Landbaus in Deutschland. Mittlerweile gehören über 400 Betriebe mit etwa 40 000 Hektar der Gäa e. V. an, was zeigt, dass die Betriebe durchschnittlich 100 Hektar haben und damit nicht zu den kleinen, idyllischen Höfen gehören, sondern eher zu den Öko-Kolchosen. Mit ihrer Massenproduktion sind die Großbetriebe ideale Lieferanten für Supermärkte und gefürchtete Konkurrenten der kleinen Bio-Bauern, vor allem im Süden des Landes.

Gäa e. V.
Am Beutlerpark 2
D-01217 Dresden
Telefon: 03 51 / 4 01 23 89
Telefax: 03 51 / 4 01 55 19
E-Mail: info@gaea.de
Internet: www.gaea.de

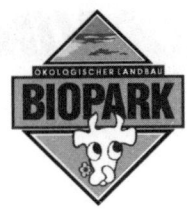

Biopark

Biopark wurde 1991 in Mecklenburg/Vorpommern gegründet und zählt heute zu den größten deutschen Bio-Anbietern. Der Verband hat 685 Mitglieder, davon 575 Landwirte, 85 Verarbeiter und 25 andere (Naturschutzverbände, Wissenschaftler). Die Biopark-Produzenten bewirtschaften eine Gesamtfläche von 127 243 Hektar. Zu den Gründungsmitgliedern gehört die Agrargesellschaft Zingst auf der Halbinsel Darß in der Ostsee, die auf 4000 Hektar Tausende von Rindern hält und unter anderem den Babynahrungshersteller Hipp beliefert. Die Biopark-Großproduzenten sorgen für Unmut unter den kleinen Bio-Familienbetrieben, die gegen die Öko-Kolchosen nur schwer konkurrieren können (siehe Kapitel 7).

Biopark e. V.
Karl-Liebknecht-Str. 26
D-19395 Karow
Telefon: 03 87 38/7 03 09
Telefax: 03 87 38/7 00 24
E-Mail: info@biopark.de
Internet: www.biopark.de

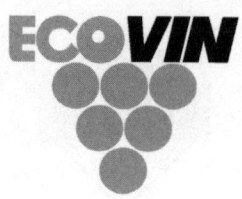

Ecovin

Ecovin ist der Verband der Öko-Weinproduzenten. Er wurde 1985 gegründet. Öko galt unter Weinfreunden anfangs als Oberbegriff für grässlich saure und lieblos gemachte Weine. Das hat sich gründlich geändert. Spätestens seit in Frankreich berühmte Weinproduzenten auf Bio-Anbau umgestiegen sind, hat sich unter der Kundschaft herumgesprochen, dass auch beim Wein der ökologische Anbau geschmackliche Vorteile bringt – wenn die Weiterverarbeitung im Keller hohen handwerklichen Ansprüchen genügt. Glücklicherweise haben auch die Ökowinzer dazugelernt, sie bieten heute oft wunderbaren Wein zu erstaunlich günstigen Preisen.

ECOVIN-Bundesverband Ökologischer Weinbau e. V.
Wormser Str. 162
D-55276 Oppenheim
Telefon: 0 61 33 / 16 40
Telefax: 0 61 33 / 16 09
E-Mail: ecovin@t-online.de
Internet: www.ecovin.de

Register